美しくなれば病気は消えるって本当ですか？

――女性のための審美医療

みかどクリニック院長
三角　大慈

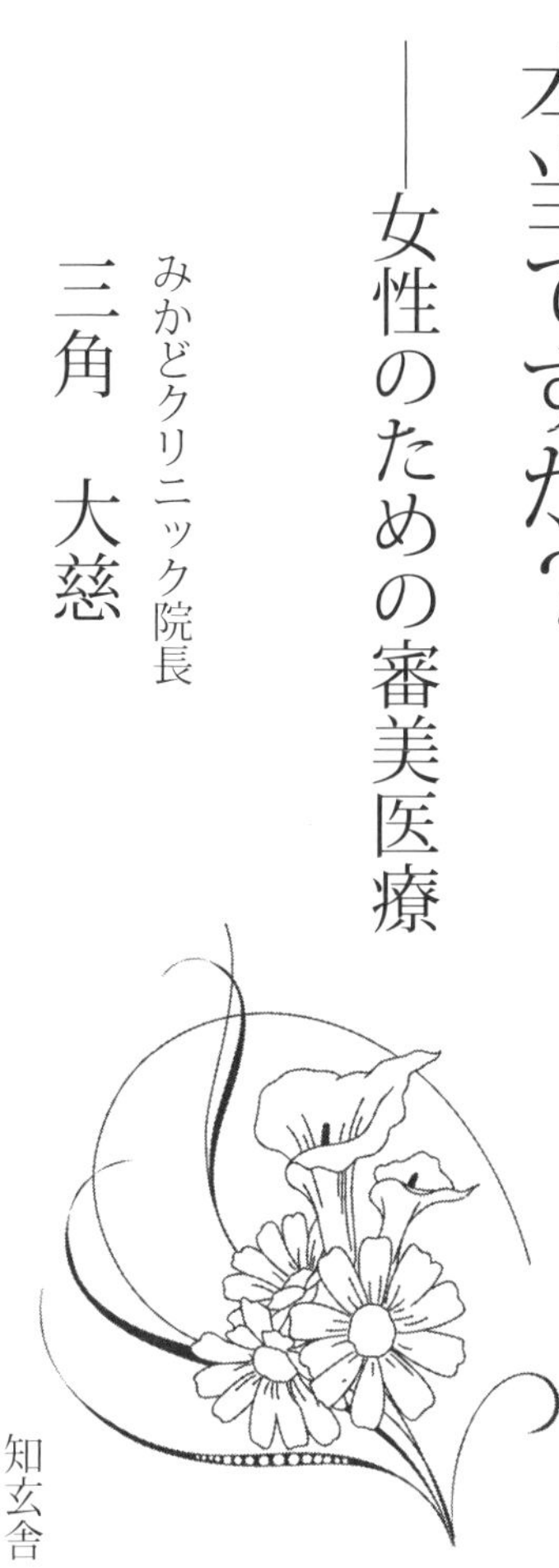

知玄舎

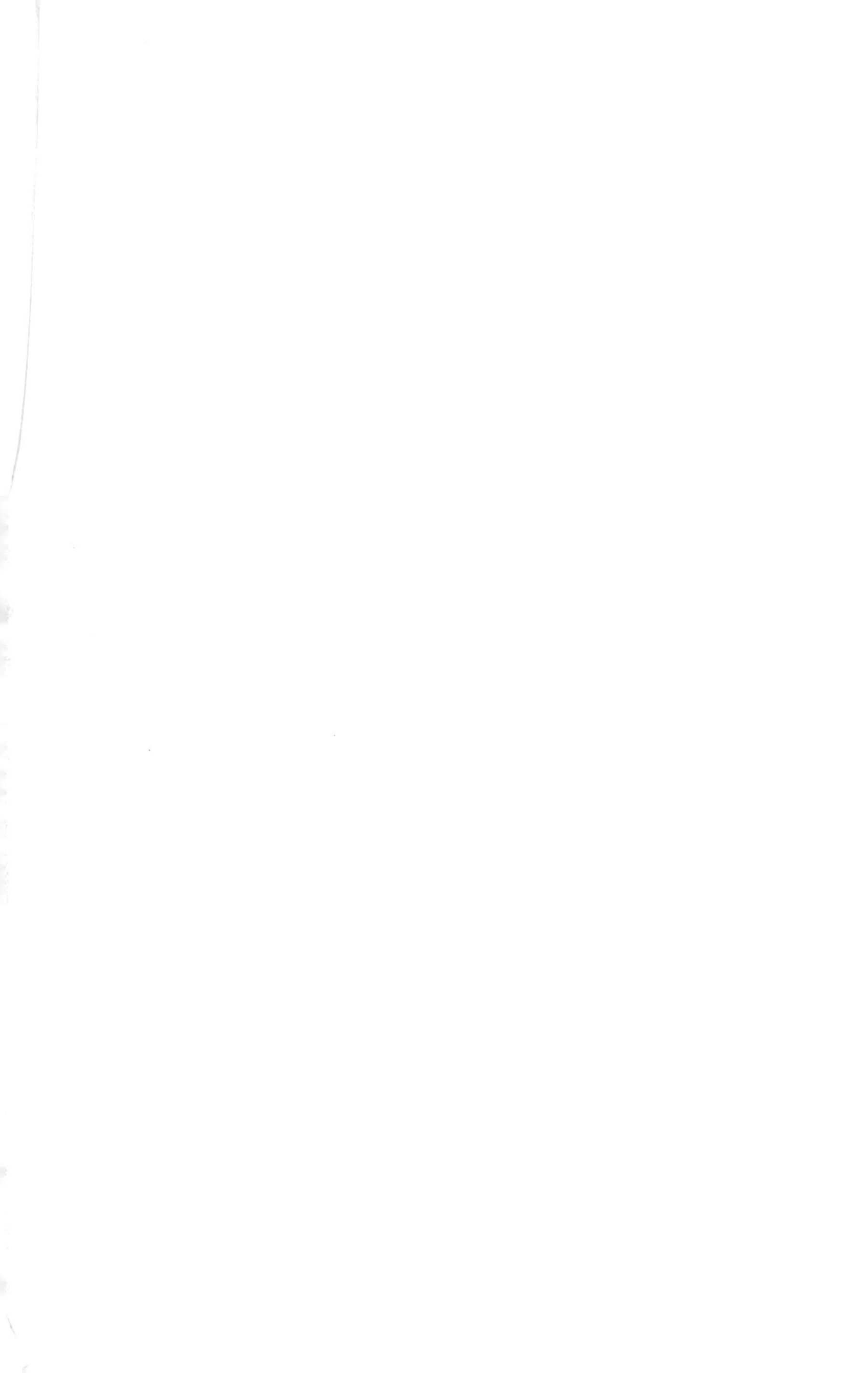

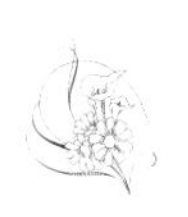

はじめに

真の医療、生命の根幹から癒される医療を追い求めて早40年が過ぎようとしています。

そして今、

女性の病気は、男性とは異なり**「美しくなれば消える」**という当初抱いた予感めいたものが次第に確信に変わってきています。更に、その確信は日増しに強くなっています。

「美しくなれば病気は消える」ということの事実を、より多くの女性の皆さんに知ってもらいたいと私は考えます。

なぜ、女性は美しくなると病気が治るのでしょうか?

分かりやすい例として、
女性なら誰でも一度は経験あるはずです。
朝の化粧のりが良い、ただそれだけで、その日一日がルンルン気分で、調子良いということを。

これは、男性の私からすると少々理解し難いのですが・・・。
それほどまでに女性にとっては、**「美しくなる」ということはその心身に多大な影響を及ぼす**と言うことです。

女性を美しくするというと、すぐに思い浮かぶのがエステのように外側からアプローチしていく方法ではないでしょうか。私も随分と前になりますが、この方法をクリニック内に取り入れたことがありました。しかし、今では行っていません。
その主な理由は、思ったほど効果が出なかったことと、内面から美しくする方法に

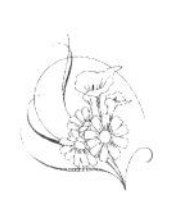

次第に特化していったからです。

そして数多くの臨床結果から、女性の美しさは骨盤の動きに裏打ちされ、保証されているという考えに至りました。

女性を美しくする業種は何もファッションとか美容、エステなどに限らず医療も介入できる領域です！

否、女性専門医療はその根幹に位置すべき聖なる領域であると私は考えています。

なぜなら、女性は美しくなれば病気が自然と消えてなくなるからです。


真なるものは、美と快を伴う。

女性は美に対して貪欲です。そして、どこまでも積極的です。

この積極性を医療に応用しない手はない！

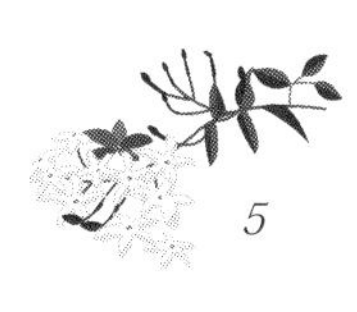

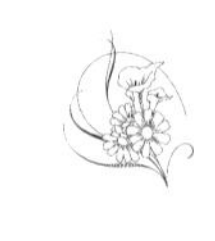

病気を治そうとする心の中には病気への否定や拒絶があります。だから病気がなかなか治らないのです。積極性の中にこそ病気治療の真髄があり、秘密が隠されているのです。

女性こそがもつ美への貪欲なまでの積極性を治療に活用したのが私の考える審美医療です。女性のための、女性専用の医療です。

しかし、ただ外見だけの美しさの追求ではその責任を十分に果たすことはできません。内側から滲み出てくる美しさを提供できて初めて、その資格を手にすることができるのです。

『生命は大らかで健やかである。
故に、病気がある。
人は弱いから病気になるのではない。
病気を治そうとする心の中には、病気への否定、生命への不信がある。
一方、女性の美しくなろうとする心は、どこまでも積極的である。

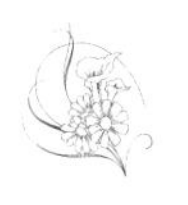

この積極性にこそ審美医療の真髄がある。
美しくなれば病気は消える。』

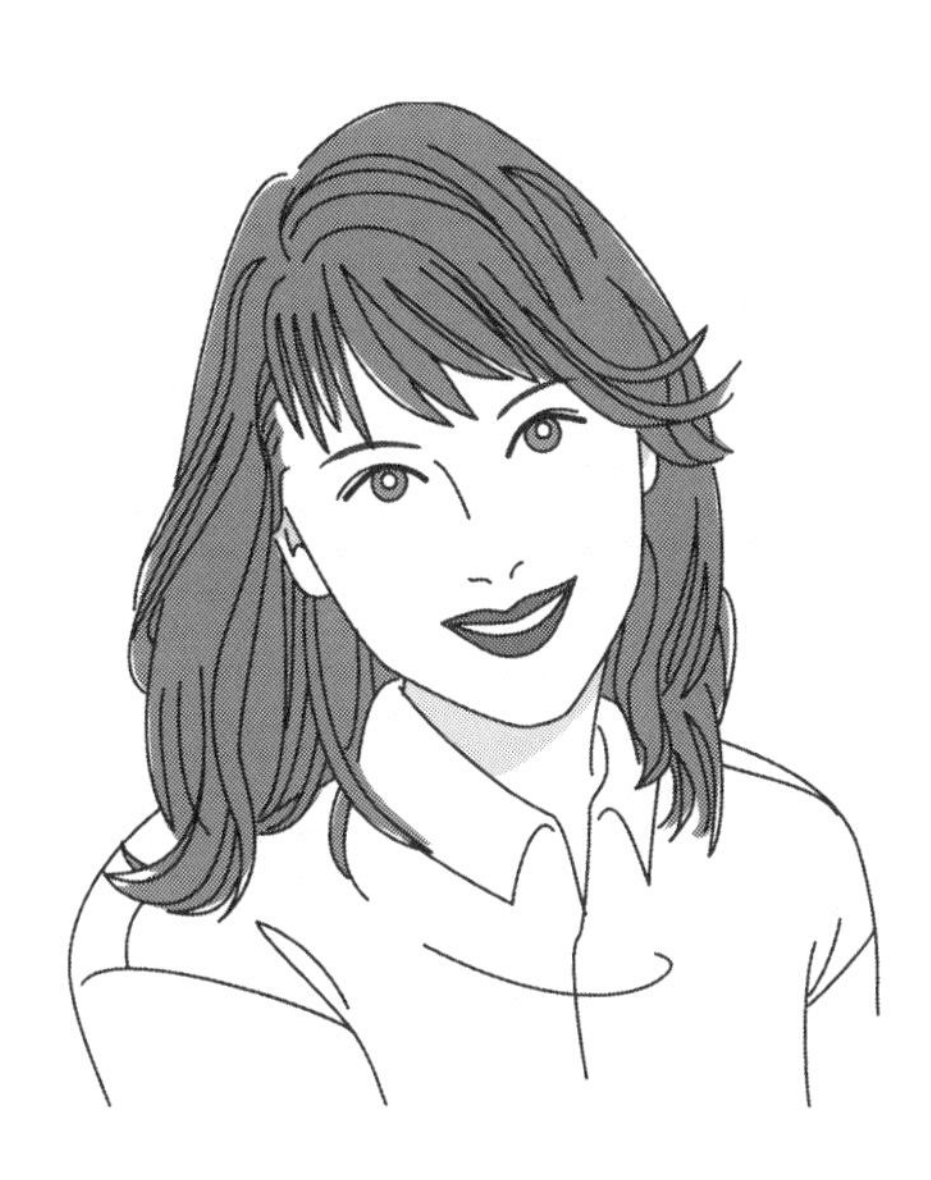

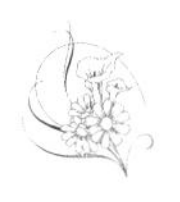

目次

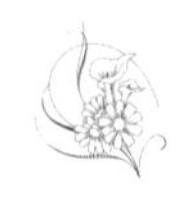

第3章　更年期前後のお話　85

第1章　病気についてのアレコレ

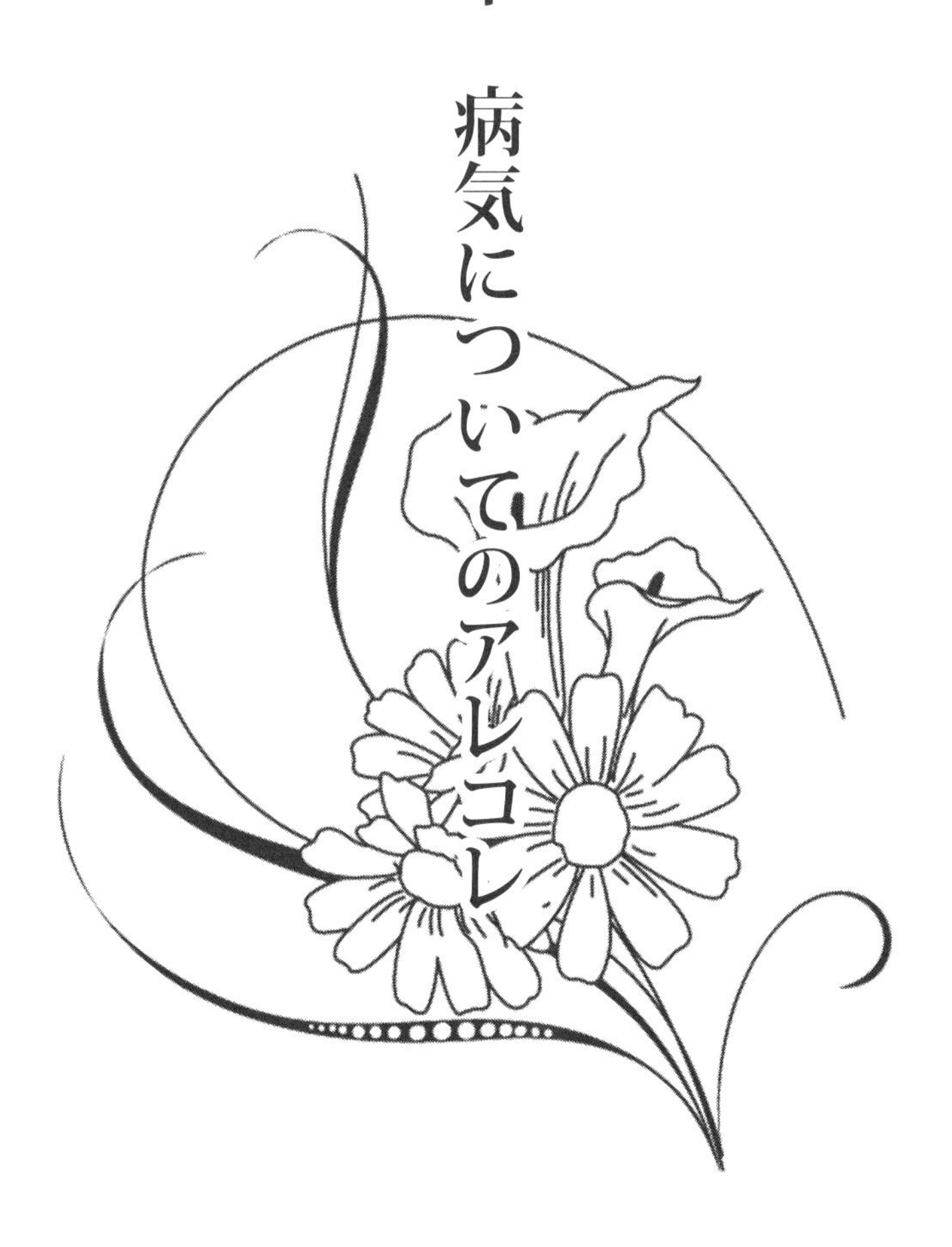

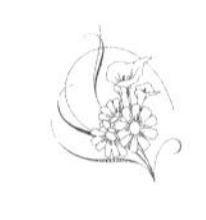

◎病気が治るイコール健康ではない

あるセミナーで、「現代医療で病気が治っても、それを健康とは言わない」と話したら、70代の男性がえらく感動したご様子。

「目からウロコが落ちた」と。

私にとっては当たり前の事だったので、その男性の感動には少なからず驚きました。例えば、高血圧の人が降圧剤を服用して血圧がいわゆる正常範囲に落ち着いたら、それを多くの人は治ったと思うのでしょう。糖尿病も同様です。しかし、それはあくまでも管理された数値にしか過ぎません。薬の服用を中止したら、元通りになってしまいます。このような管理された現代医学的な正常を、即、健康とは言いません。

健康とは、どこまでも主体的、積極的なものです。管理された受身の状態を健康と

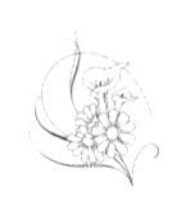

は絶対に言いません。

また、**病気をしないことが健康でもありません。**

風邪をひくような状態に身体がなったら風邪をひくのが整った身体です。健康体です。ひけないのは、風邪もひけないほどに鈍い身体ということです。

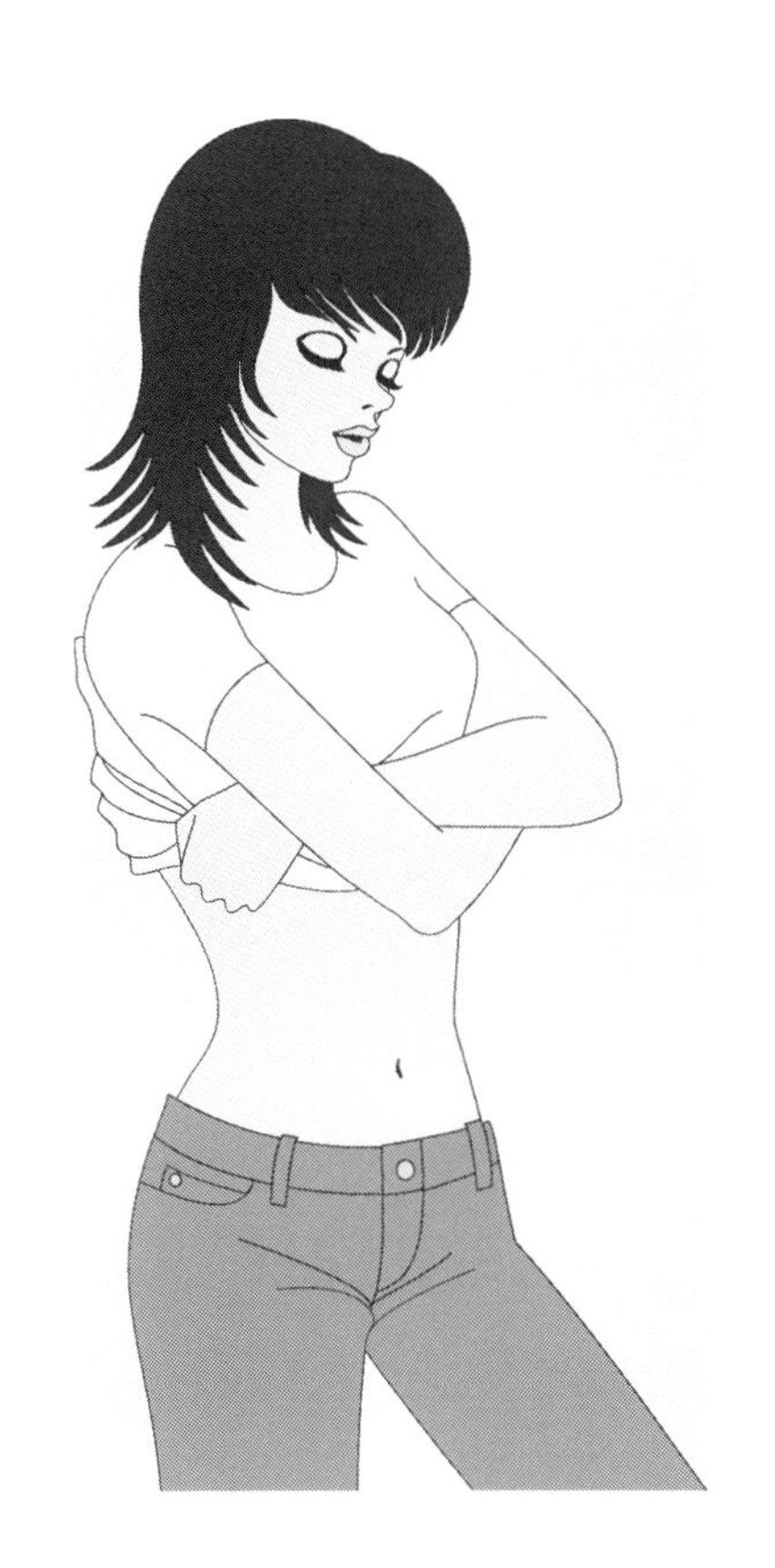

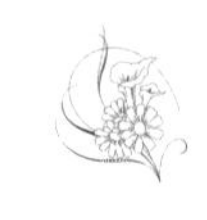

◎人はなぜ病気になる

人はなぜ病むのでしょうか？

この根本的な問いは、即治療にも反映してきます。なぜなら、生きる力、生きようとする力が弱いからだと答えるなら、他から補い、庇護するのが治療となるからです。

一方、生命の力が強いからと答えるなら、補い、庇護する治療は否定することになります。生命への絶対的な信頼が治療の根幹となってきます。

病気になる唯一の理由は、**生きる、生きようとする力の強さ**にあります。治す力があるからこそ人は病気になり、病気は治るのが当たり前となるのです。

天候に例えるならば、嵐が吹くのは天候の本質が晴れだからです。もし、天候の本

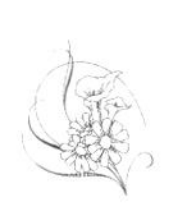

質が嵐であるならば、晴れの日が再び訪れてくるはずがありません。常に、嵐であり、天候は荒れ続けているはずです。

古く、中国では、この事を「**天行健**」と言っています。天の運行は健やかなのです。

少し難しい話にはなりますが……、

最新の生物学が明らかにしたことは、タンパク質の合成経路は一通りしかないけれど、分解経路は何通りもある、という事実です。

つまり、生物は壊すことの方が主であるということです。生物はわざわざエネルギーを使って積極的に自らを壊しては、つくりかえているのです。

秩序は無秩序へ、形あるものは崩れます。エントロピー増大の法則です。エントロピー増大とは、簡単に言えば生活していれば家の中にゴミの量が次第に増えていきますね。このゴミの量が増えることです。

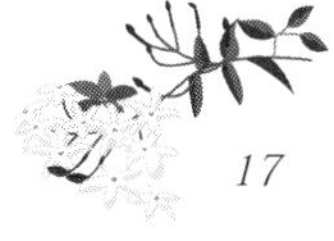

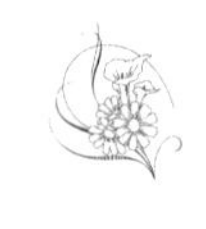

生命現象は、この世界にあって、最も秩序ある仕組みです。しかし、エントロピー増大の法則は、この生命の上にも、細胞ひとつひとつまで容赦なく降り注ぎ、タンパク質を変性させ、細胞膜を酸化し、ＤＮＡを傷つけます。

少しでもその法則に抗うために、生命はあえて自らを壊すことを選択したのです。率先して分解することで、変性、酸化、損傷を、つまり増大するエントロピーを必死に体外へ汲み出そうとしているのです。

生命はどこまでも積極的で、常に破壊を伴っています。受け身でも、消極的でもありません。

家内安全、生活の安定などは幻想に過ぎません。

安全・安定の裏には常に破壊が潜んでいます。**破壊は再生への最短距離**なのです。

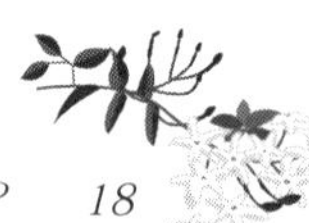

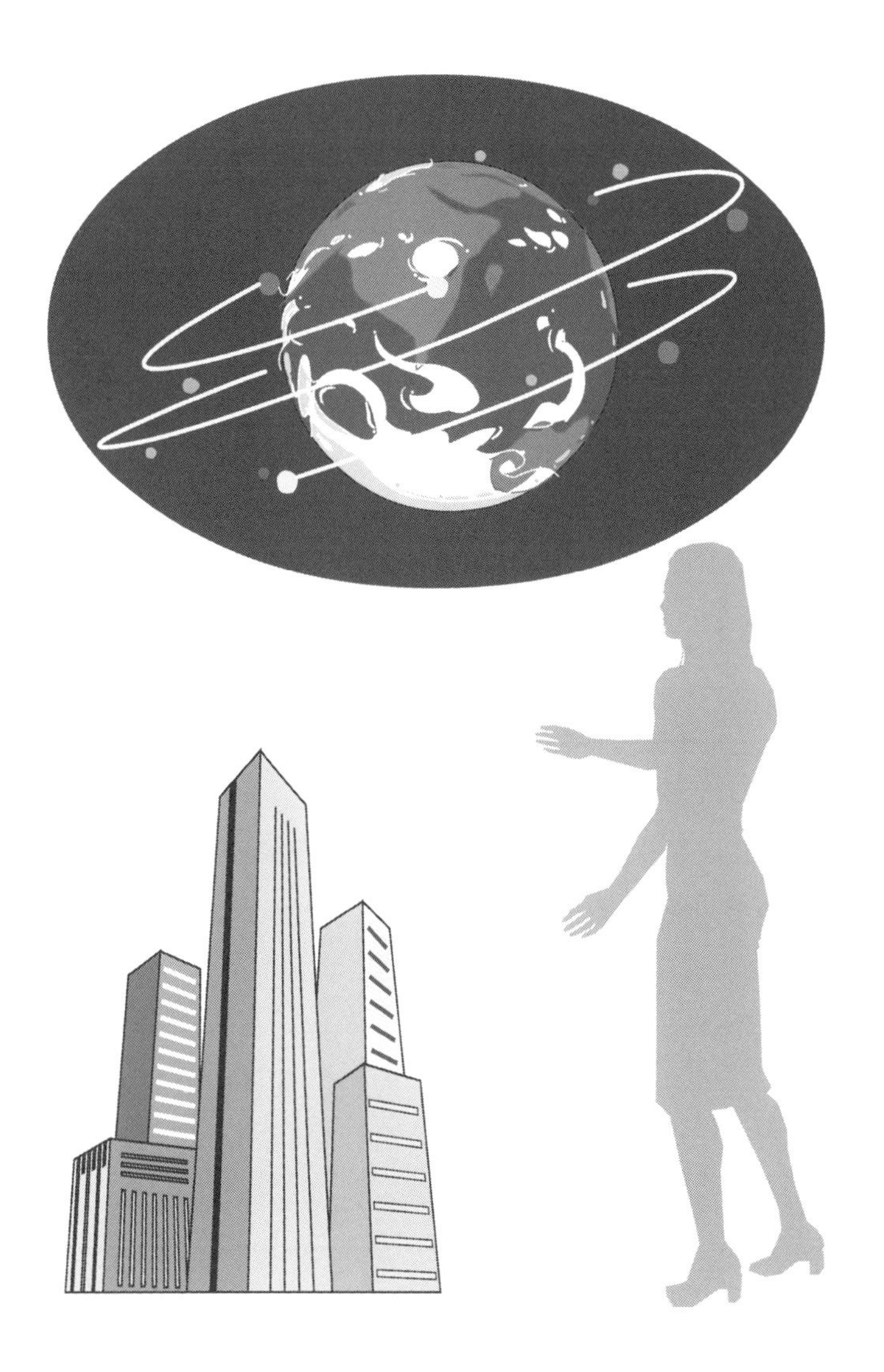

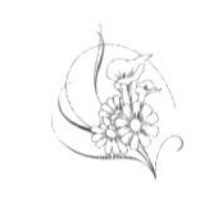

◎身体を整え、心を調え、生活を斉える

病気を治すには、日々の生活を営む場において身体を整（ととの）え、心を調（ととの）え、生活を斉（ととの）えることが不可欠です。

病院でもらった薬を飲むだけでは病気は治りません。

また、いかに治療の名人・達人とて病気をその根幹から治すことはできません。できることは、変化させて病気をしている本人に気付かせ、勇気と希望を持たせて自らの治癒力で病気が治るように仕向けることです。

身体を整えるとは、身体上の異常個所を正常に整復させることです。例えば、背骨の際にシコリや硬結ができると、それらが引き金となって病気が発病します。これら

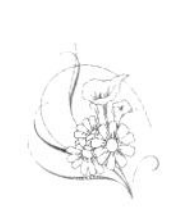

を整復しない限り病気は治りません。

病人を庇護する技術で成り立っている現代医療では、この身体を整えるということはできません。薬で症状を押さえ込んでも、身体そのものを整えたことにはならないのです。

「整体」という大いなる気の医術を創始した野口晴哉師は、川の水の流れに小石を置いて流れを変えることが治療である、と言っています。実に、意味深長な言葉です。

心を調える治療として、現代医学的には心理カウンセリングや薬物治療などがありますが、私は心の問題は理性に働きかけるよりも身体からアプローチした方がより効果的であると考えています。

特に女性の場合は、骨盤を整えることによって心を調えることが比較的簡単にできます。心身一如たる所以です。

また、漢方薬にも良い薬がたくさんあります。心に悩みを抱えている女性は、心療

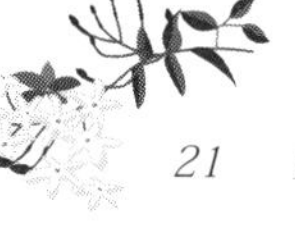

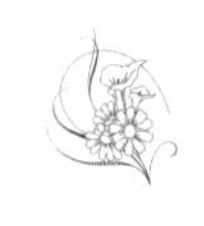

内科に通院して処方された薬を飲む前に漢方薬を一度試されたら如何でしょうか。

生活を斉える手段の第一は何といっても家計を安定させることです。このことに異論を唱える女性は一人としていないと思います。

次に大事になってくるのが食の問題です。

最近では、特に間違った食事からくる病気がたいへん多くなってきています。それ故、患者さんへの食事指導が重要になってきます。しかし、この食の問題ほど多くの情報が氾濫しているものは他にありません。

果物、生野菜は体には毒だという人もいれば、積極的に摂りなさいという人もいます。肉はよくないと言う人もいるが、戦後に日本人の平均寿命が飛躍的に延びたのは間違いなく豊富な動物性タンパクが摂れるようになったことに起因しています。

諸説入り乱れている一番の問題は、**食と身体との関わり合い**の欠如、無理解にある、

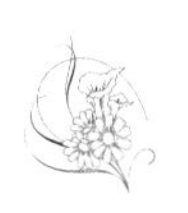

と私は考えています。

つまり、身体的特徴によって人それぞれに適した食事があるということです。一律的に身体に良い食べ物などはありません。時（季節や朝、昼、夜など）と年齢によっても違うし、その人に適した食べ物は何かという考え方が大事です。

例えば、玄米菜食があります。

今、マクロビオティックと言って密かなブームになっていますが、玄米菜食がすべての人に良いわけではありません。合わない人だっているのです。

特に、子供の場合は要注意です。

大人に比べて陽性体質の子供が三食とも玄米を長期にわたって食べると陽性過多となり、落ち着きがなくなったり、必要以上に甘い菓子類を欲するようになってくることがあります。

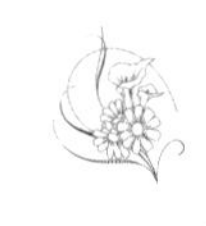

◎お腹が空いたら食べる

食べ物を消化吸収するため、胃腸の粘膜にかかる負担は私たちの想像を絶するものがあります。過剰なエネルギー消耗、労力を要します。それ故、胃腸の粘膜は数日間で剥がれ落ち、新しい粘膜に生え変わるのです。

1回の消化吸収で胃腸の粘膜は傷つきます。その傷ついた粘膜を修復する働きが最高に強くなるのが**空腹**の時間帯なのです。

だから、空腹感を感じない食習慣をもつ人の胃腸粘膜は炎症を起こして傷ついていることが容易に想像できます。

傷ついた腸管壁は、普通では吸収しない高分子タンパクのポリペプチドなどを吸収してしまいます。その結果、アレルギーをはじめいろんな病気が引き起こす。これら

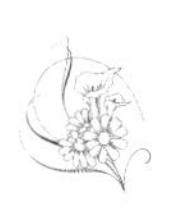

をリーキガット症候群（腸管壁滲漏症候群）と言います。糖尿病、心臓病、肝障害、脳卒中、妊娠中の障害、肥満といった疾患までもが、この腸管壁滲漏と密接な関係がある、と最近では現代医学で言われています。

空腹は**胃腸薬の最たる妙薬**です。いかなる薬もこの空腹に勝る薬効をもつものはありません。

空腹は**内臓力**の源泉です。

空腹を味わうことのできる人だけが内臓力を維持できます。いかに内臓が強い人でも常に腹いっぱい食べていると、いつしか内臓は疲れていろんな病気を引き起こしてしまいます。

お分かり頂けたでしょうか。

いかに空腹が私たちの健康にとって大事かを。常にお腹いっぱい食べ、空腹感を感

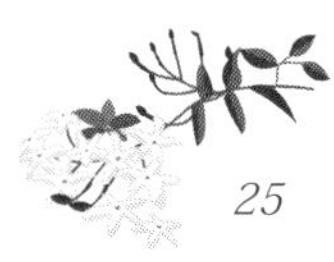

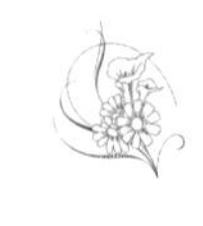

じない身体がいかに健康を害し、危険であるかを。

お腹が空いたら食べることを実践していると、お腹いっぱい食べると苦しい、苦痛であることが次第に分かるようになってきます。

次が、**空腹の快感**です。

空腹時が気持ち良い、身体は軽いし、頭がスッキリ、心も晴々とする。この事を体感できるのが、常にお腹一杯に食べている人にはたいへん難しい。

その理由は、お腹の硬さにあります。お腹が風船みたいに柔らかくないと空腹の快感は実感することができません。

空腹の快感が分かるようになると、私としては「**食道**（私の造語）」の黒帯を進呈したい。食道の免許皆伝を与えたい。

なぜなら、身体が要求する栄養を満たす食べ物が食べたくなってくるからです。自分の食べたいものが即、身体の栄養となります。

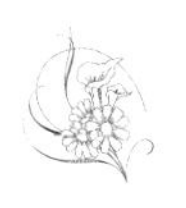

貴女はどうでしょうか？
空腹ではなく、お昼になったからと時間で食べていないですか？

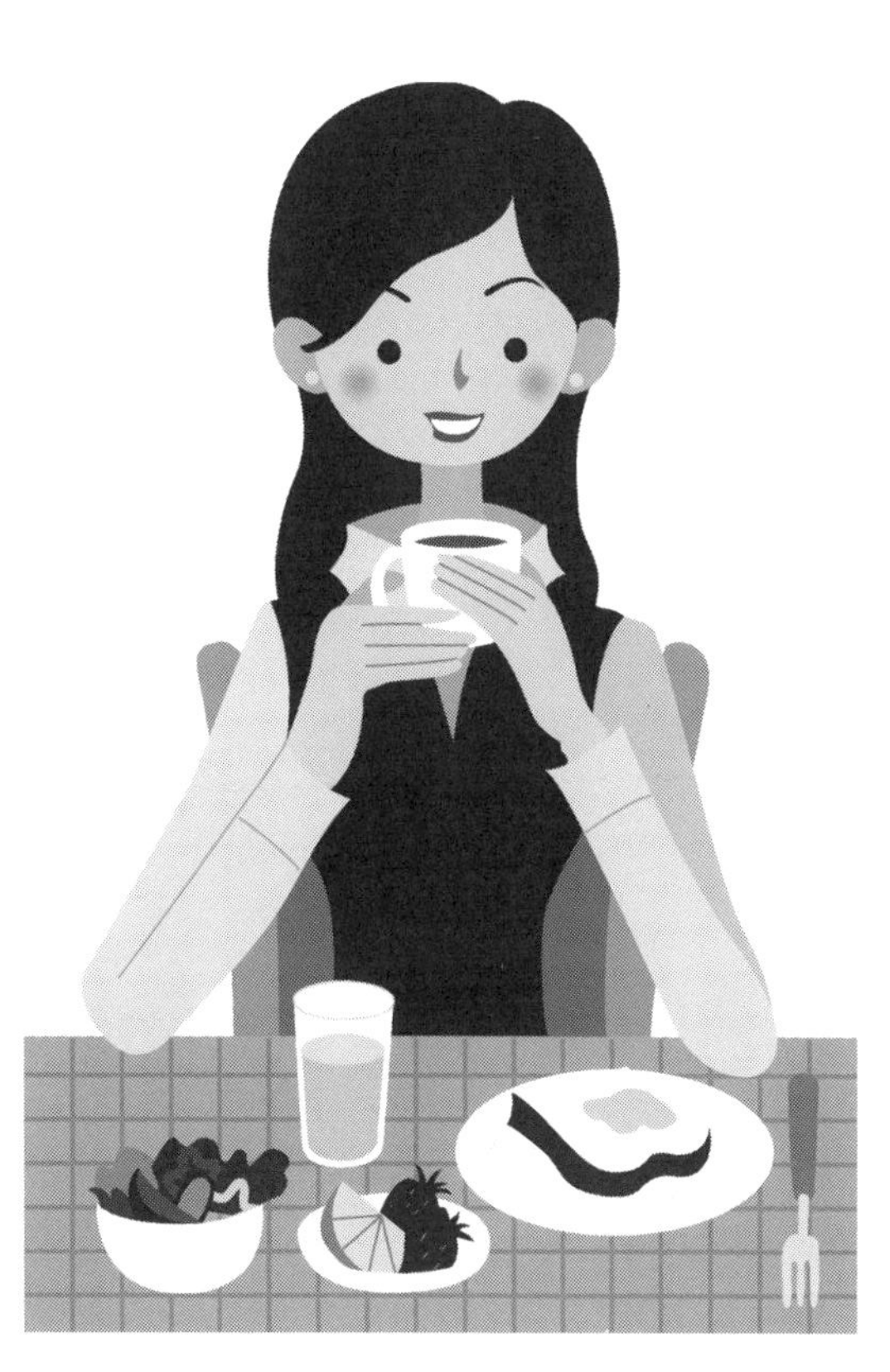

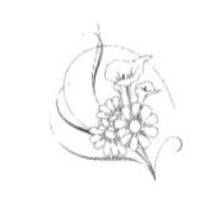

◎病気の活用

わが国では、２人に１人ががんになり、３人に１人ががんで亡くなる時代になってきています。そんな中で、もう医療だけに頼ってはいられない、自分たちの健康は自分たちの手でという潮流が少しずつではあるが確実に起こってきています。

それを予防医学・未病医学と言っている人たちがいますが、私は予防医学・未病医学では消極的過ぎると考えます。

未病という考え方は病気を恐れているからです。

これからの時代は**病気の活用**です。

その最たるものが、**風邪の活用**です。風邪を自然に経過させると心身ともにリフレッシュします。丁度、台風が去った後のあの清々しい感じです。

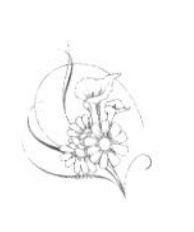

薬や注射で症状のみを取り除く風邪の治療を長年にわたって続けていると、身体は次第に壊れていきます。そして、身体感覚が麻痺します。

この麻痺が怖い。

悪いものを悪いと感じなくなった結果、がんという病気の増加に繋がっていくのです。

そろそろ、私たちは気付くべきです。

病気が治るイコール健康ではないという事実に。

私たちは、ただ単に病気が治ることを願っているのでしょうか？

否です。

私たちが願っていること、それは健康です。

自らの人生を全うするために人は健康を願うのです。しかし、真の健康を知る人が余りに少ない。

『人は弱いから病むのではない。
生命の本質が健やかであるからだ。
病む力の中に健康への復元力があるからだ。
病は生の安全弁であり、自然の健康快復法である。
このことを悟らずに病んでいることを、病に病むという。
病む限り病は続く。
真の健康への近道は病の活用にある。』

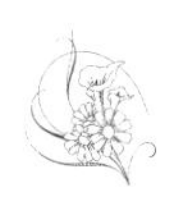

◎現代の日本人像

最近では、外国に行った日本人は現地の人はすぐに日本人だと判別できると言います。一昔前なら、メガネをかけ、胸の前にカメラをぶら下げ、出っ歯が日本人の相場であったようだが、最近では随分と違ってきています。

歩く姿が汚いのが日本人。

格好悪い、見た目が悪いではなく、汚いという言葉には同じ日本人としてドキッ、ハッとさせられるものがあります。嫌悪を通り越して軽蔑の念を感じるのは私一人でしょうか。

そう言えば、思い当たることは日常の身近にたくさんあります。見受けられます。

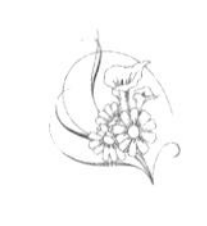

若い女性に注目してみますと、

電車の中で股を平気で開いて座り、人前で手鏡を手にして平然と化粧をしている。

公園では地べたに胡坐をかいて座る。

高価なブランド品でその身を着飾ってはいるが、膝を曲げてヒョコヒョコと歩く。

男のようにお腹を突き出しながらガニ股で歩く。

食事の時に、頬杖をつき、脚を組み、お腹を捻って食べる。

箸の持ち方は、握り箸でまともに箸も握れていない。

レストランで食事をする時にところ構わず大声で話し、ときには大笑いする。親と一緒に食事をしている小学生・中学生の子供が終始携帯電話を見ながら食事し、時折の親の話しかけにはふてくされた表情で無視する。そして、猫背で、無気力、落ち着きがない。

その身体的特徴は……、

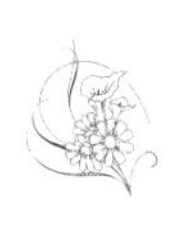

冷え性と頑固な便秘に始まり、生理痛、生理不順、頭痛、肩こり、腰痛、不眠、疲れやすい、イライラ、不平不満、面白くない、ムカつく・・・。

お腹を触ってみると、板のように固い。腰が弱く、首から肩はパンパンに張っている。足は冷え、頭は熱をもってカッカして苛立っている。

やたらと地べたに座る若い女性が増えてきたが、この現象は道徳とか教養の問題を通り越した身体の問題です。

つまり、彼女たちは二本の脚で静かに立てない。座った方が楽で、立っている事が苦痛なのです。身体が弱い。**生物的な退化**とさえ言えるほどに。

男では尻が垂れ下ったヘッピリ腰。余りに腰が弱い。

ところ構わずに唾を吐き捨てるのは、口の中に鼻汁が垂れ落ちて気持ち悪いからで

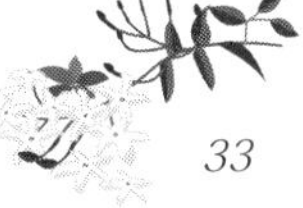

す。マナーが悪いというよりも鼻の問題です。鼻が悪いということは生殖器に問題があるということでもあります。

衣食住足りて、礼節をなくしてしまったのが今の日本人です。今の日本の現状です。今からわずか１５０年ほど前、日本の娘たちは欧米から来日した異邦人たちを大いに魅了し、虜にしたと言います。

しかるに、この現状は？

いったいこのわずか１５０年ほどの間に、日本では何が起こったのでしょうか？何がどのように変わったのでしょうか？

女性たちの身に何が起こったのでしょうか？

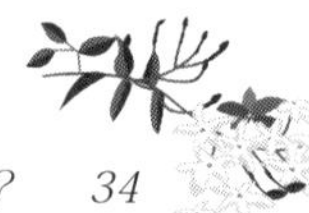

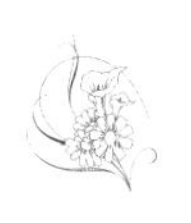

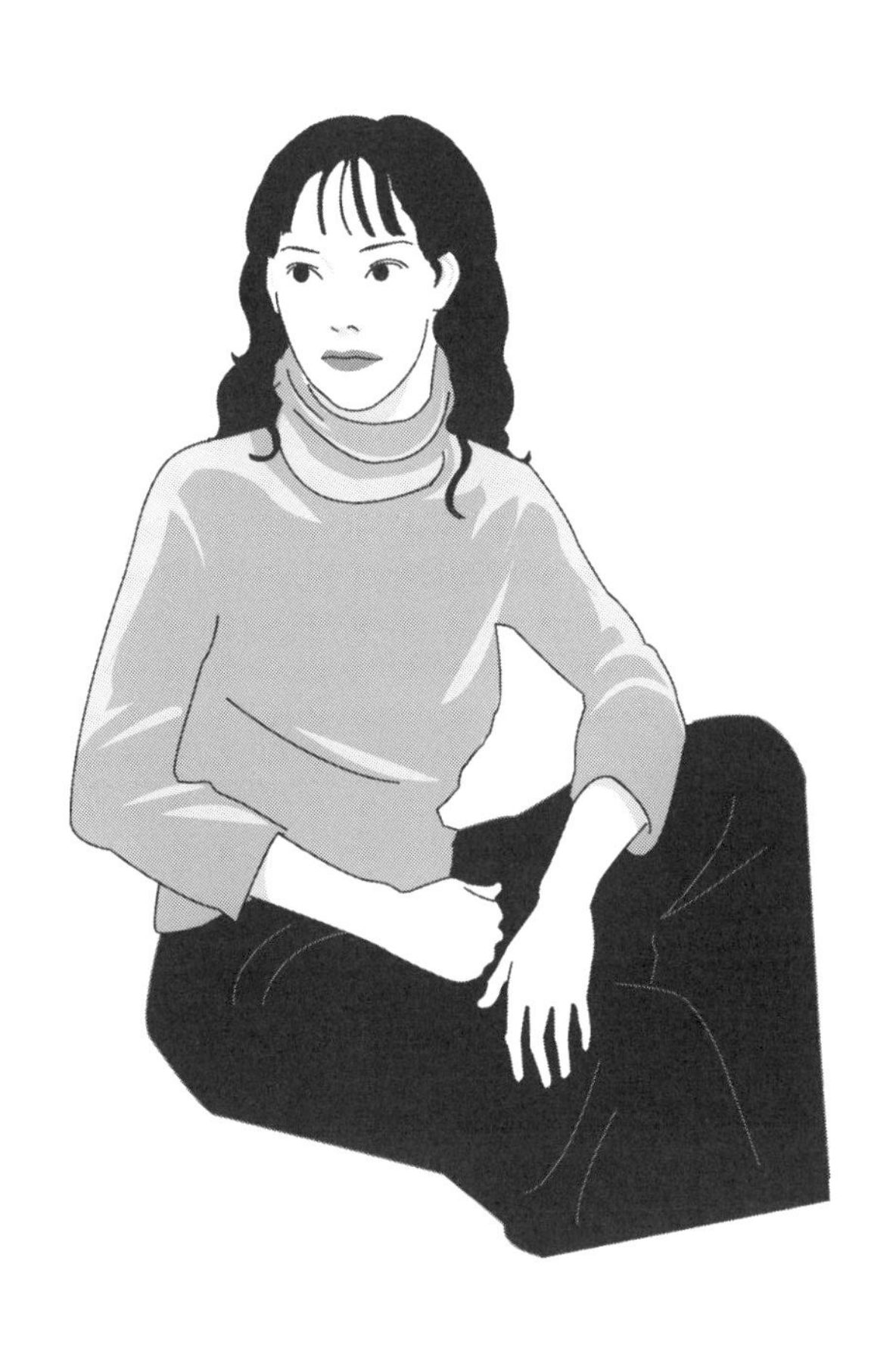

◎異邦人を虜にした明治初期頃の娘たち

開国したこの国を訪れた異邦人の発見のひとつは、日本の女たちそれも未婚の娘たちの独特な魅力だった。

ムスメという日本語はたちまち英語となりフランス語となった

明治初期頃に欧米から来日した異邦人たちは、当時の日本社会や自然、人間などを詳細に描写した多くの記録を残しています。これらを、熊本在住の日本近代史家・渡辺京二氏が「逝きし世の面影」（平凡社）にまとめています。その中から幾つかを抜粋してみます。

「彼女は稀にみる品格と愛嬌のある女性で、われわれが来たときは、質素な普段着で園芸の仕事をしていたが、仕事をやめてわれわれにお茶を出してくれた。控え目で

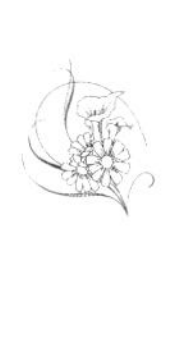

しかも親切な物腰に、われわれの一行はみな魅せられてしまった」

「娘さん達の歯は世界中で一番美しいし、目は優しく、眉は黒く弓型になっている。綺麗な卵型の顔にすらっとした背丈、しとやかな体型、素朴でときには著しく上品な物腰が混じり合っている。この娘さん達が深々とお辞儀をし、優しく笑みを浮かべて近づいてくるのは見ものである。追い越していく時、『まっぴらごめんなさい』と言うのは聞くのに値する」

「日本女性は男たちの醜さからほど遠い。新鮮で色白、紅みを帯びた肌、豊かで黒い髪、愁いをふくんだ黒い瞳と生き生きとした顔は、もう美人のそれである。・・・・背は低いが体格はよく、首から肩、胸にかけての部分は彫刻家のモデルになれるほど。また手足の形がよく、びっくりするほど小さい。彼女たちを見ていると、愛欲過剰な日本の男の気持ちがわかり、寛容になってしまう」

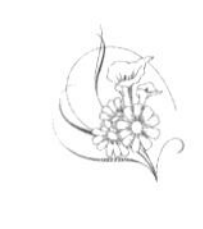

「娘がすだれを上げて外へ出している手と腕は、ヨーロッパではお目にかかれぬほど美しかった」

「日本の婦人は作法や慣習の点で、ずいぶん中国女性と違う。後者にとっては、外国人の顔を目にするや否や逃げ去るのがエチケットなのだが、日本の女は逆に、われわれに対していささかの恐怖も気おくれも示さない。これらの茶屋では、彼女らは笑顔で近づいて来てわれわれを取り囲み、衣服しらべにとりかかる。握手することさえ覚えてしまうのだ」

「日本の女性は賢く、強く、自立心があり、しかも優しく、憐れみ深く、親切で、言い換えれば、寛容と優しさと慈悲心を備えて救いの女神そのものである」

しかし、異邦人は日本の娘を褒め称えるばかりではなく、その欠点についても言及しています。

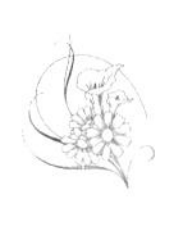

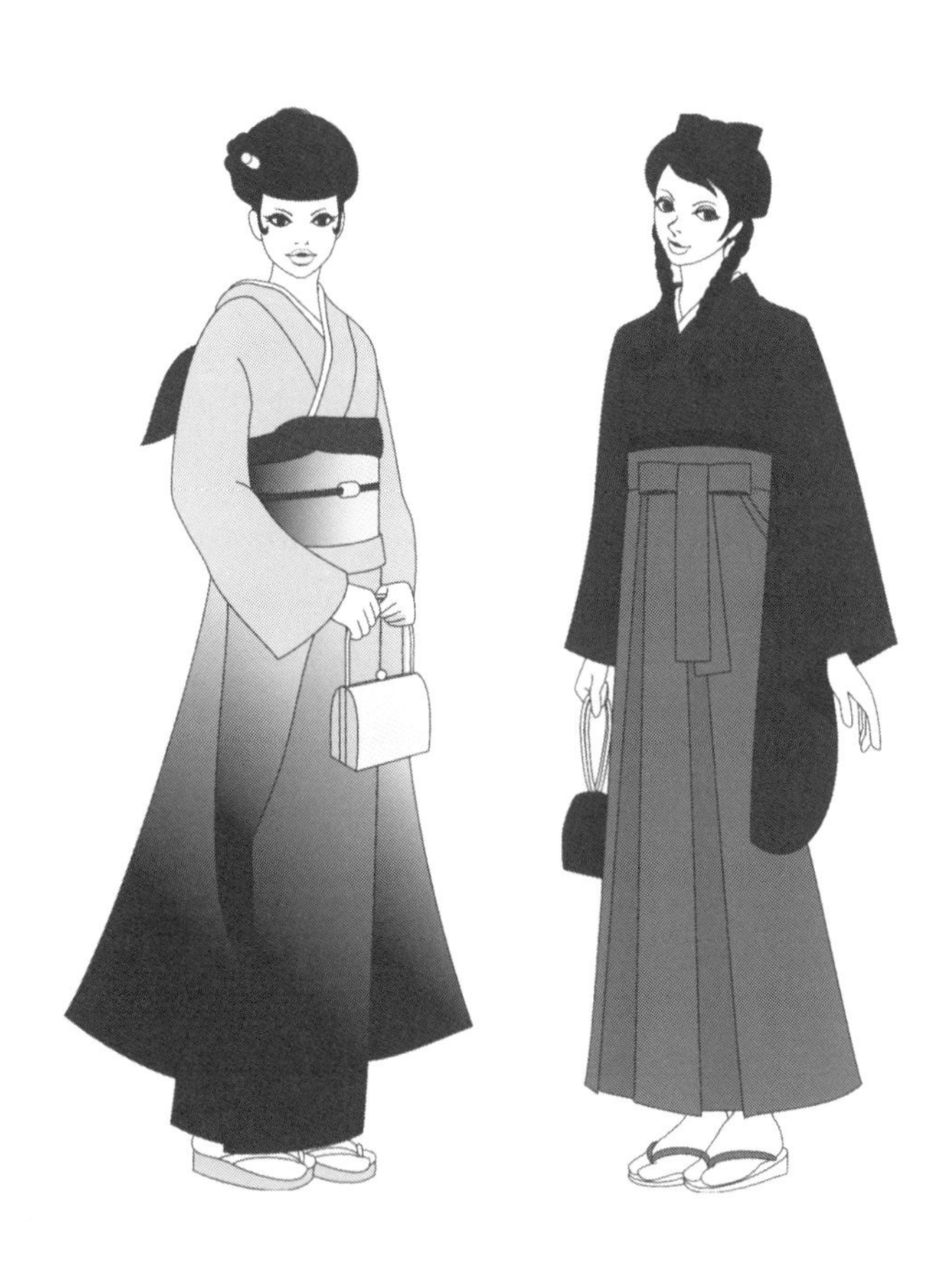

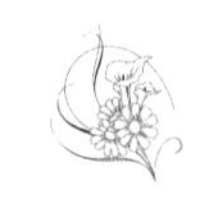

「娘たちの腰をはじめ下半身の生育はあまりに幼く、上半身の豊かさと釣り合っていなかった」

「娘たちが美しいのはせいぜい30までで、あとは顔の皺が寄って黄色くなり、容姿は急速にたるんでしまう」

最後に、異邦人が抱いた日本の男と女の興味深い印象を二つ。現代にも十分に通用するのではないでしょうか。

「この国ではひとりとして恰好いい男を見かけない。ところが女のほうはまるで反対だから驚いてしまう」

「彼女は独裁者だが、たいへん利口な独裁者である。彼女は自分が実際に支配しているように見えないところで支配しているが、それをきわめて巧妙に行っているので、夫は自分が手綱を握っていると思っている」

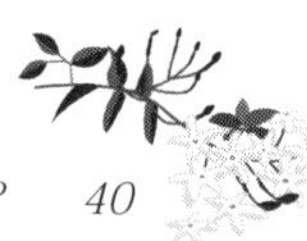

第2章

女性専用——審美医療

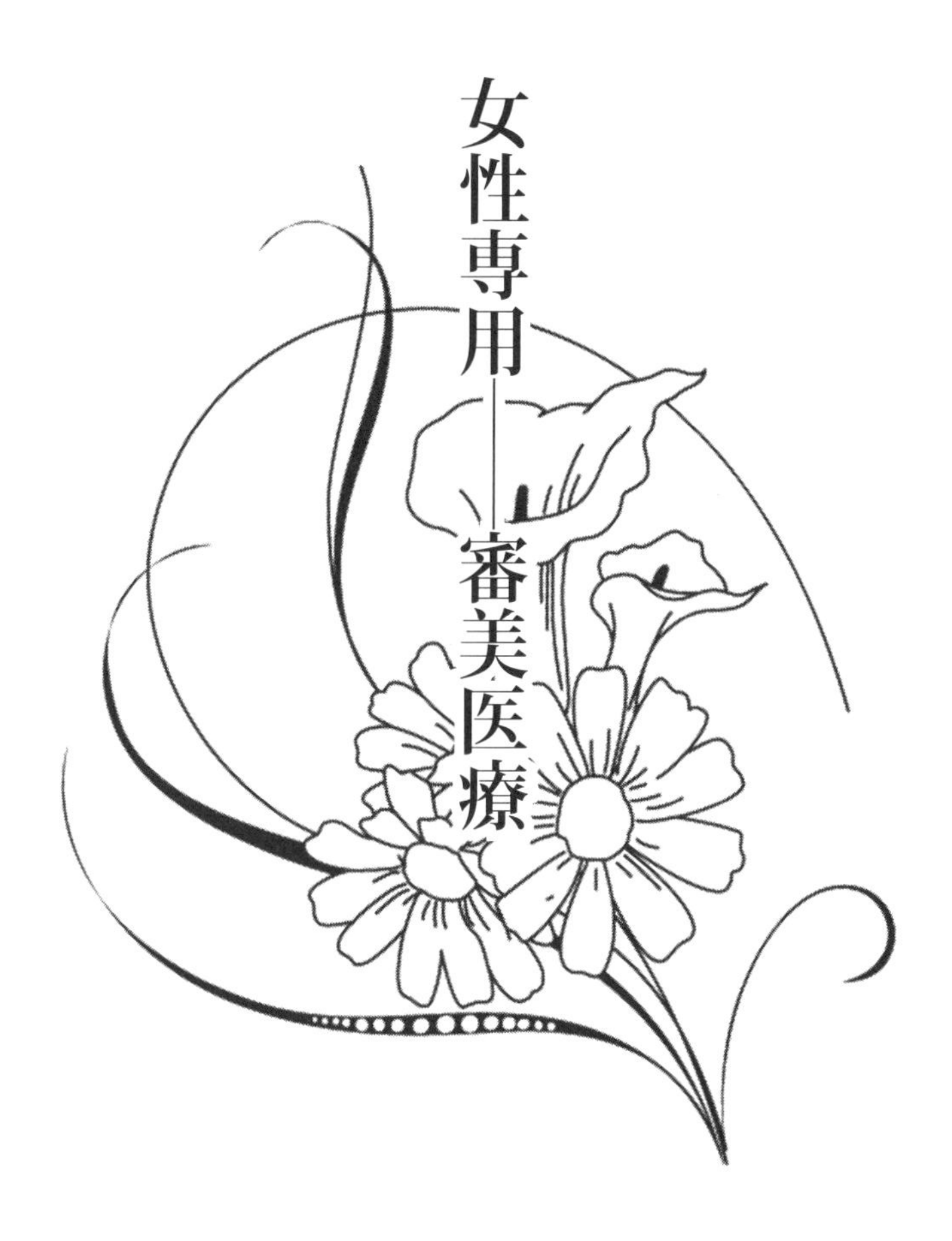

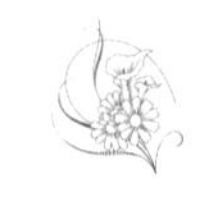

◎整った身体は美しく、快を伴う

整った身体とは？

貴女はどう思われますか？

病気をしない身体だ。
快食・快便・快眠のできる身体。

いろんな考え方、説があってもよいと思いますが、私は次のように考えています。

整った身体的な特徴は、**鳩尾（みぞおち）が柔らかく下腹部に力が充ちている身体**です。このような身体の持ち主は、当然、快食・快便・快眠です。また、風邪をひいてもすぐに治

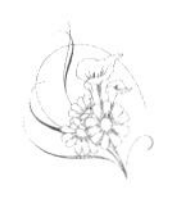

ります。

頭寒足熱も大きな目安となります。

頭寒足熱とまったく逆な状態が、足が冷え、のぼせて頭がカッカしてイライラしている身体です。このような症状を訴える若い女性は最近では決して珍しくはありません。

お腹を触ってみると、鳩尾はパンパンに張っており、お腹全体は板のように固い。空腹感など感じたことがないと言うような人は論外です。

整った身体は美しい。そして、快を伴う。

骨盤の整った女性は生理が4日前後で痛みや不快なく終わります。そういう身体は、息をしているだけで爽快感や充実感があります。

骨盤についての詳細は後述します。

◎内面から滲み出てくる美しさが真の美しさ

外見だけの美しさを求めても単なる見た目に過ぎません。艶やたしなみ、優雅さがありません。内面から滲み出てくる美しさが真の美しさです。

身体的には、しなやかな骨盤の動きに裏打ちされた美しさです。たしなみある身体の持ち主です。そのような女性は優雅さを醸し出します。皮膚には潤いや艶、目元には強さと優しさがあり、ウエストはくびれ、ヒップアップしています。

骨盤の動きのよい女性は皆その資格をもっていますがすべてではありません。ここで問題となってくるのが**抑制と忍耐**です。

忍耐と抑制の力は似て非なるものです。

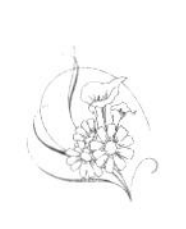

忍耐力とは、外部から強いられ受身で身につく耐える力の事です。例えば、長年の苦労を強いられて身についた忍耐力やスポーツなどで監督やコーチから竹刀を振り回されて我慢して、力んで培った忍耐力です。

一方、抑制の力は受身ではなく自ら積極的に、静かに耐えることによって初めて培われる力です。

それ故、明るく大らかです。他を許す寛大さをもっています。

忍耐力にはどこかに醜さが隠れています。それがひょんなところでどうしても出てしまいます。

例えば、道楽者の亭主に長年我慢に我慢を重ねてきた婦人が、年老いて夫が弱ってきた途端に復讐を始めるのはその隠れていた醜いものが表に出た結果です。もっとひどくなると、医者が臨終ですと言った途端に、見舞いに来ている人たちの前で「ザマァミロ！」と大声で叫んで故人の頭の下の枕を蹴り飛ばした70歳過ぎの婦人もいます。

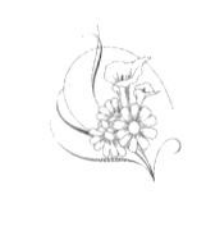

この婦人は、常日ごろは温厚で、ご主人にグチひとつこぼすことのない実に控え目で口数の少ない方であったそうです。

整った身体は抑制力をもっています。

抑制力は自由の中では育ちません。

自由の行き過ぎは女性の身体を醜くします。また、壊す原因にもなります。女性の身体はどこかに抑制があった方が整います。

動きが自由すぎるジーンズよりも、動きが多少制限され動きにくい和服の方が女性の身体には良いのはそのためです。

抑制の中にこそ女性の美しさの秘密があるのです。

笑い方でも満面を崩して大笑いするよりも口元に手を添えて微笑む方が優雅ではないでしょうか。

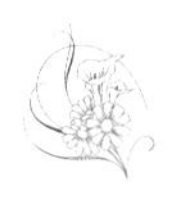

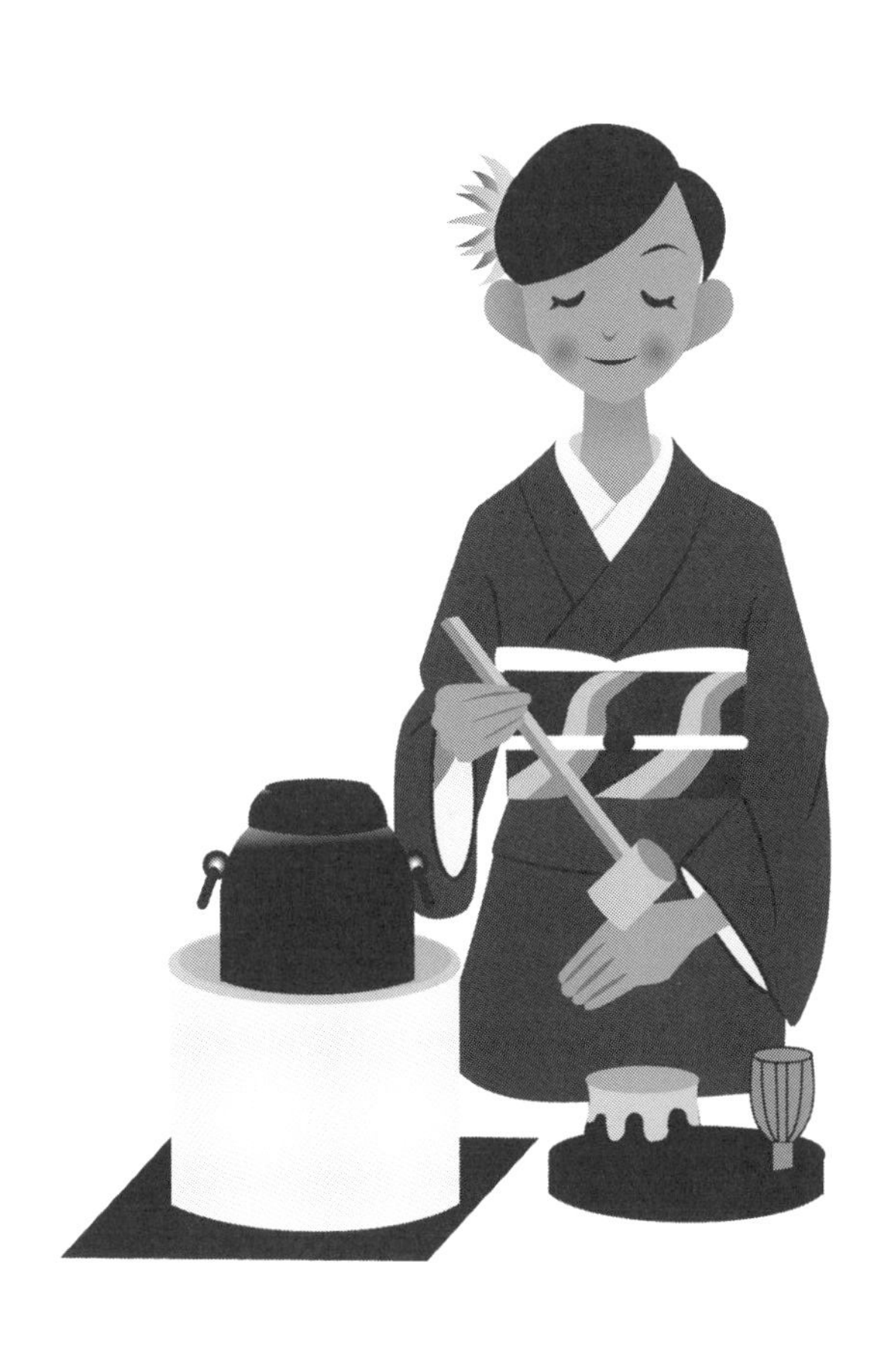

◎見た目が美しくたっていいじゃないか

真の美しさは内から滲み出てくる美しさである、と言いました。かといって、見た目の美しさを完全に否定しているのではありません。中身を伴わない美しさに何の意味がある、という考え方もありますが、現実にはエステなどに通っている女性はたくさんいます。

外から美しくなってもいいじゃないか！

美しくなるための引き出しは多くあるに越したことはありません。人によって好きな引き出しから美しくなっていけばよい。

この引き出しから美しくなりなさい、この引き出しが本物です。他はニセモノです、という考え方は独りよがりの傲慢な押し付けではないでしょうか。

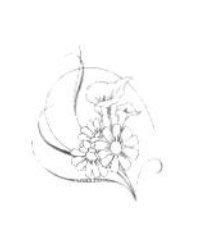

女性ひとりひとり、美意識は違う。それを尊重すべきです。尊重されるべきものです。顔のシミが気になる人はシミを、目尻のシワが気になる人はシワをとればいい。痩せたいという人にはその希望を叶えてやるべきです。

女性の個々の美意識は尊重すべきです。医療とは何ら関係ないものとして簡単に否定し、排除すべきものではありません。

なぜなら、美しくなれば女性は明るく、積極的になってきます。そうすると、体内の免疫機能だって高まってくるのだから。

見た目が美しくなってくると、次第に中身の方も気になってきます。外観だけじゃ物足りなくなってきます。生身の人間は人形とは違うのだから、何か内側から滲み出てくるものが欲しくなってきます。

真の美しさに気づくことは人によって違う。いろんな道があります。その人に合っ

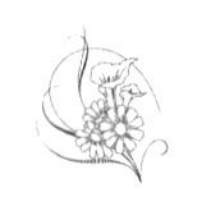

た道から美しさの頂上を目指せばよい。山登りだっていろんな登山道があるのではないでしょうか。

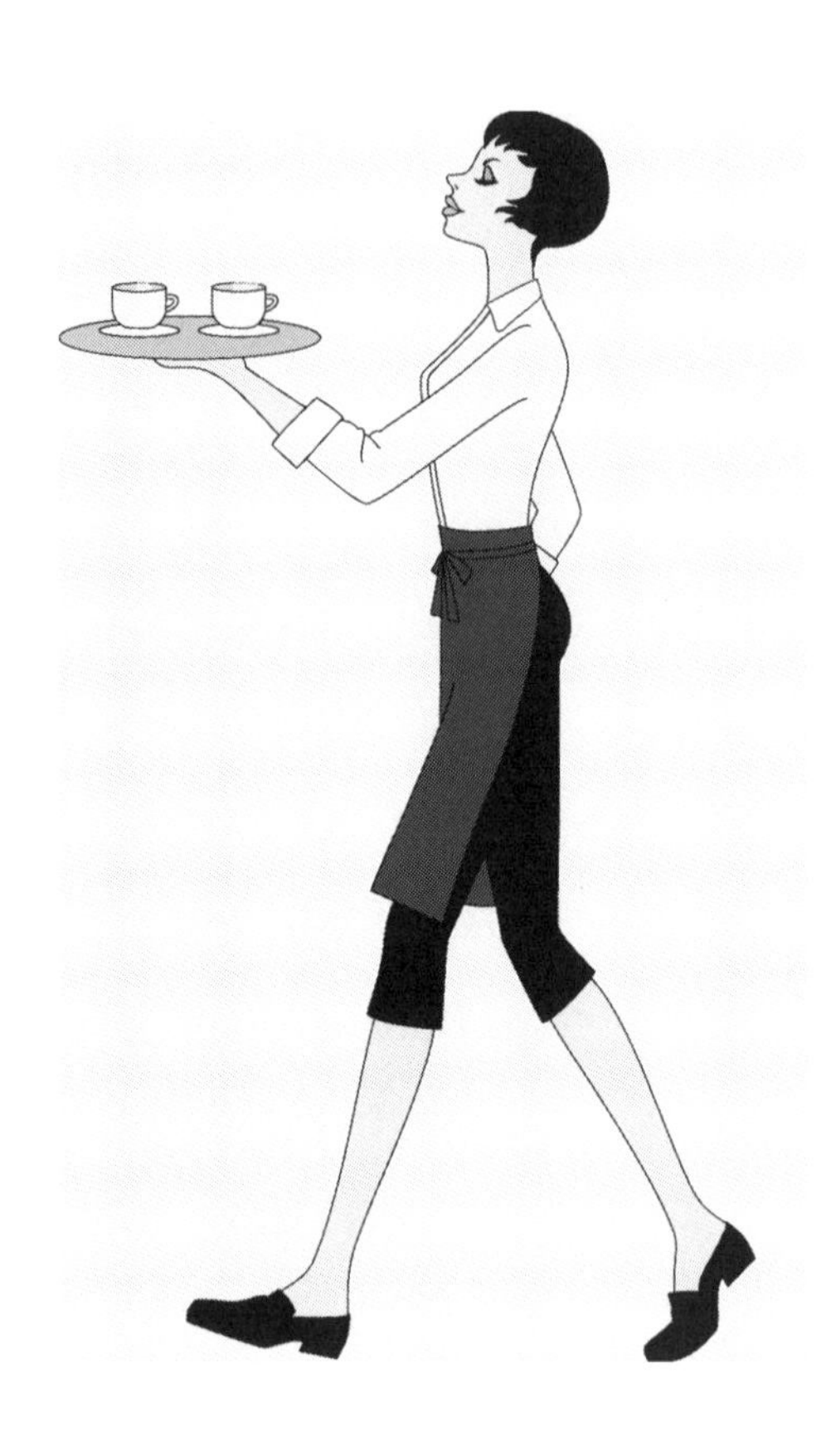

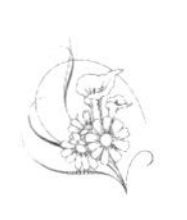

◎男性と女性は異質な生きもの

男女は異質です。

東洋医学的な表現をすれば女性は水、男性は火の質です。水は育み、火は創る働きです。今まで現代医療はこの性差を長年にわたって無視してきたが、最近になってついにその違いに気付いたようです。

例えば、心筋梗塞は表面にある大きな血管である冠動脈の閉塞が原因として考えられてきたが、女性の場合は男性とは異なり冠動脈よりも心臓の深部の微小血管に問題があることが判明してきました。

また、脳における男女差では、海馬は女性の方が男性より、扁桃体は逆に男性の方が女性よりも感受性が強い。自閉症は男性、うつ病やアルツハイマー病は女性の方が多くなるのはそのためと考えられています。

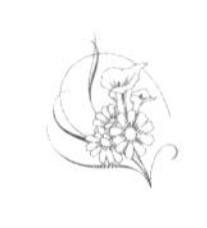

男女の違いは性的な興奮の仕方にもよく表れています。

火の質である男性の象徴は固くいきり立つ男根です。一方、女性は膣が濡れ、股を広げて男性を受け入れる姿勢をとる。男性は緊張であり、女性は弛緩です。つまり、**女性は弛めば弛むほど身体は整う。**このように女性の身体はできています。

最近では、相手がよく理解できないという理由で離婚するカップルが増えていると言います。

しかし身体から捉えると、男性が女性を理解できない、女性が男性を理解できないことは当たり前の事です。

お互いにまったく異質なのだから理解できないで当然です。理解しようとすること自体に無理があるということです。

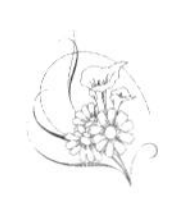

子は鎹と昔から言うのは、異質な男と女をくっつける鎹（建材の合わせ目をつなぎとめるために打ち込む両端の曲がった大釘）のような働きを子供が持っているからです。夫婦で反発しても子供が間に入ると丸く収まる事は、長く夫婦を共にしている者たちなら経験知として誰でも知っていることです。

結婚にまつわる格言が世界中に数多くあるということは、異質な者同士が長く夫婦であり続けることがそれほど難しいという証ではないでしょうか。

結婚式を大勢招待して盛大にするのもまた、離婚への足枷になるからだと考えますが、考え過ぎでしょうか・・・？

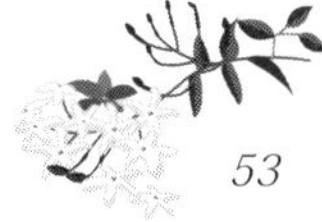

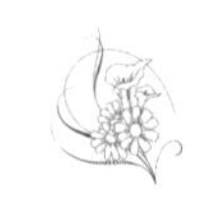

◎女性の心身は弛めると強くなる

水の質である女性の心身は弛めれば弛めるほど強くなります。また、男性に比べて非常にデリケートにできています。それでいて強い。

これらの性質を活かす治療が**骨盤を核にした女性専用の審美医療**です。私の40年の確信です。

例えば、女性の更年期障害に対してホルモン補充療法がよく行われていますが、ホルモンのような強い薬で外部から一方的に症状を抑え込む治療ではなく内部からあたかも糸のホツレを一つ一つ解いていくような繊細な治療こそが女性に適した治療です。**女性専用の医療**と考えます。

女性の体を壊すものとして、**頭の緊張、眼の疲れ、冷え**がその代表です。一日中、

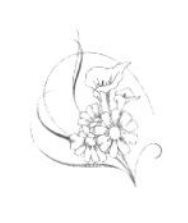

パソコンの前に座って画面を見入って、頭を酷使して数字の計算、それにクーラーの効き過ぎた部屋の中・・・。女性にとってはまさに三重苦です。

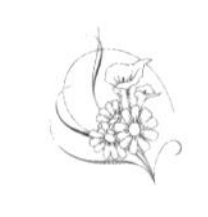

◎女性の心身の要、骨盤

最近では、骨盤調整という言葉が女性の間で話題になってきていますね。よく雑誌やテレビなどでも紹介され、特集が組まれてもいます。

しかし、この骨盤調整という治療法が確立されたのはつい最近であることをご存知でしょうか。

骨盤調整は、整体創始者野口晴哉師によって初めて世の中に登場しました。現代医学、東洋医学にはまったくない新しい治療法です。誕生して100年も満たないたいへん新しい治療技術です。

解剖学的には、骨盤は左右の寛骨が前方では恥骨結合で連結し、後方では脊柱の下部（仙骨と尾骨）を左右から挟むことによって合成されたものです。骨盤の内に骨

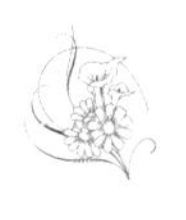

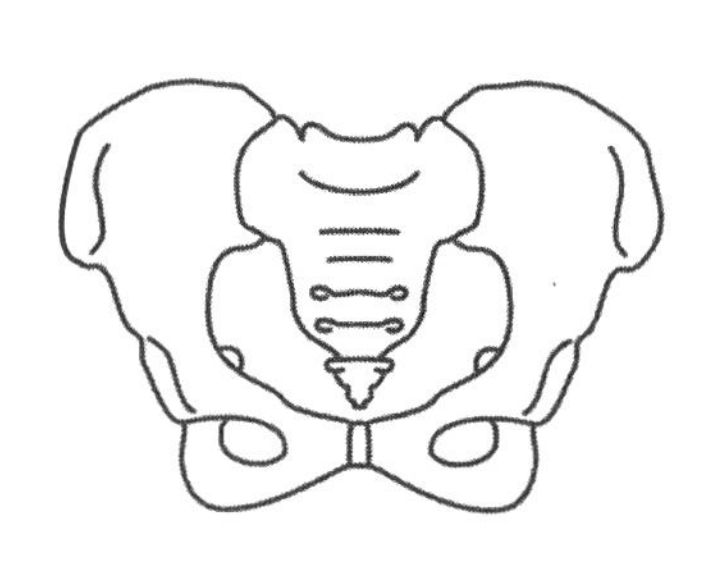

出産を楽にするため
浅く幅が広くできている

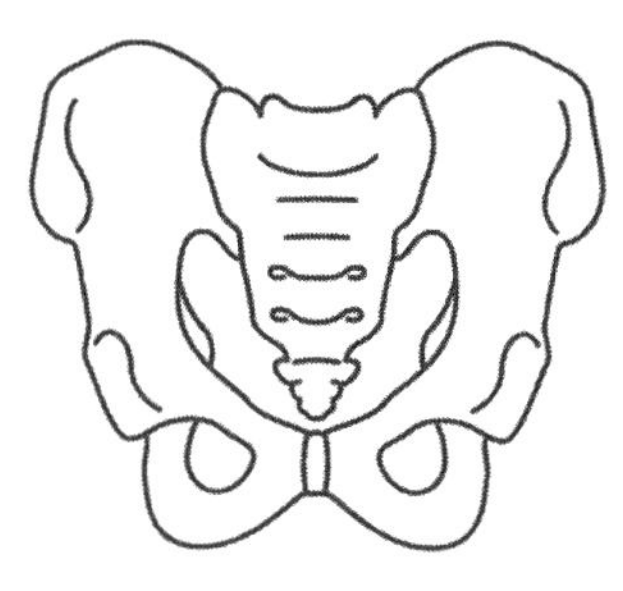

全体として女性より大きく
丈夫にできている

骨盤

盤腔を囲むと共に、体幹の末端において自由下肢の骨格の基部となります。ちなみに、寛骨とは、腸骨、坐骨、恥骨で構成されています。

そしてとりわけ、**女性の骨盤を重要視する理由としては、骨盤に生殖器が内蔵されている事**にあります。男性の生殖器は骨盤の外に飛び出しているため女性に比べて骨盤による心身の影響は少ないのです。

女性の身体は、生殖器の状態が他の内臓や神経、ホルモン、あるいは

心理に直接かかわっています。

そして、その生殖器が骨盤の中にあるため、骨盤の動きがそのまま内臓や神経、心に影響を与えてしまうわけです。

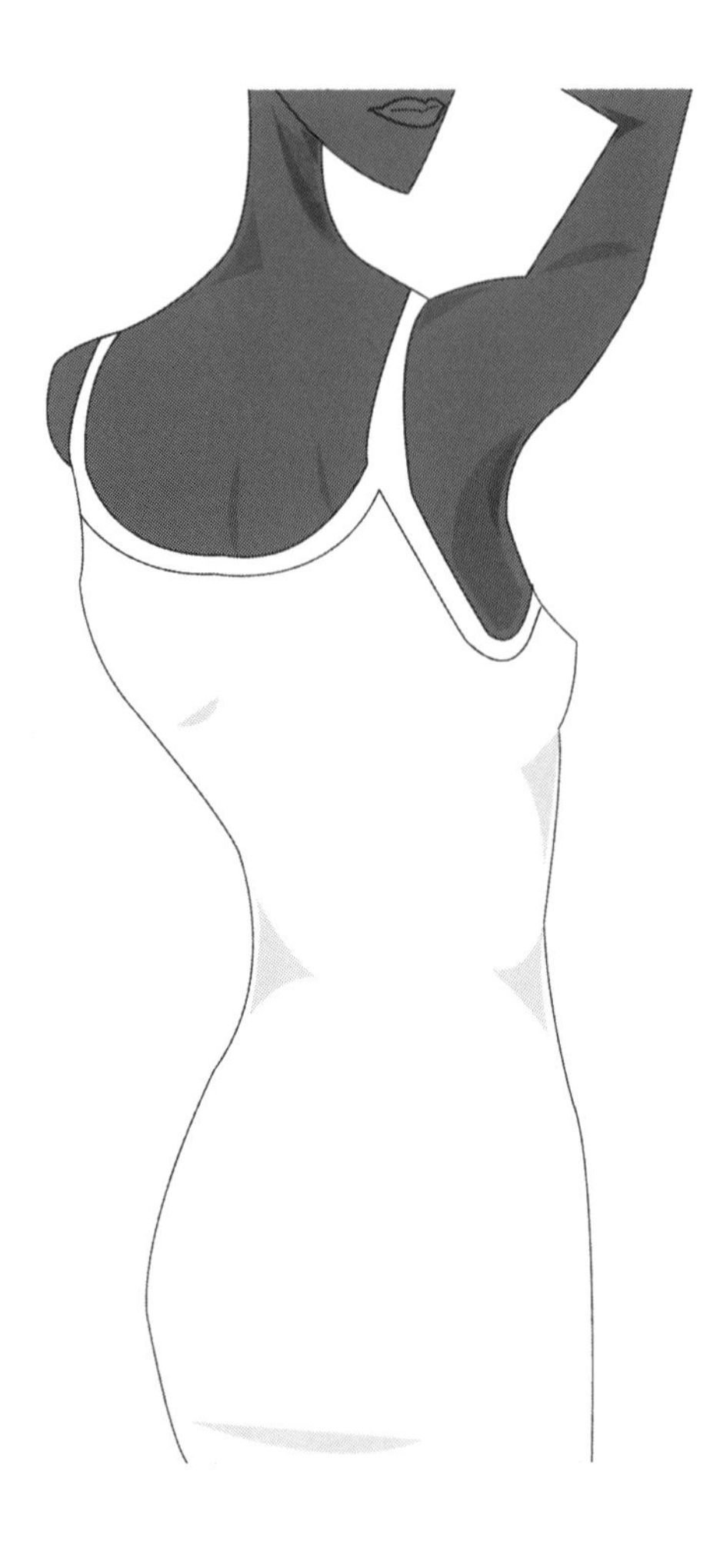

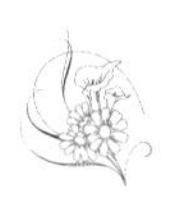

◎骨盤の動きと生理

医学的な解釈はさておき、
女性の生理とは一言で言えば子宮の掃除です。子宮は赤ちゃんが快適にスクスクと育っていく部屋であるから、清潔で酸素を豊富に供給するために血流がよくなくてはいけません。排卵によって精子を受け入れる準備をしていたのが、果たされなかったから、次の排卵に向かって部屋の掃除をするわけです。

骨盤の動きから生理を捉えると、4日を中心として前後1日となります。つまり、3~5日が正常な生理期間です。それ以下、以上は異常となります。
骨盤が開くことによって生理が始まる。1日目の骨盤の開きは小さく、出血量は少ない。2日目に骨盤は一気に最大に広がる。出血量が最も多い。そして、3、4日目で骨盤は閉じ、生理が終わる。

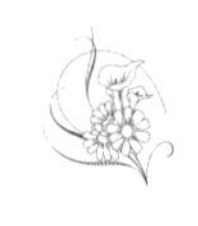

もう少し詳しく言うと、

骨盤は、生理の1週間ぐらい前から少しずつ開き始め、生理になると2日目で開き切る。そして最後の2日をかけて閉まる方向に動き出し、閉まり切るのがおよそ2週間後の排卵時です。

女性は生理を通して身体を整えているとも言えます。

つまり、生理を整えることが最も効率の良い女性の治療法です。

パニック障害であろうが、乳がんや胃がん、不眠症、うつ病などはすべて生理が整えば改善される。新しい生命を宿し、産むために創造の神が女性に授けた恩恵とも言えるではないでしょうか。

私は、生理のある女性の治療は生理直後の骨盤調整だけでも十分ではないかと考え

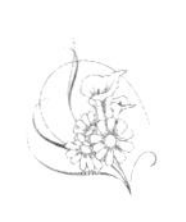

ています。閉経した女性や初潮前の子供は当然例外となりますが。

先ほども述べたように、女性の骨盤は一定のリズムで弛んだり締まったりを繰り返しています。そのリズムには高潮期と低潮期があり、生理というのは高潮期、排卵は低潮期に起こります。

高潮期というのはエネルギーの高まる時、低潮期はエネルギーが低くなる時。高潮期には行動的になり、その行動がスムーズにいかないとイライラする。眠りや食の量が減り、活動することに快感がある。一方、低潮期は逆に動きが鈍く眠くなったり、よく食べたり、ポカンとすることに快感がある。

エネルギーの高まりの時に生理が始まるということは、それほどに生理には多大なエネルギーを必要とするということでもあります。生理前や生理中に急に食欲が増してくるのはそのためです。

生理のリズムに合わせて食事の量を加減すると正しい食欲が次第に身についてきます。

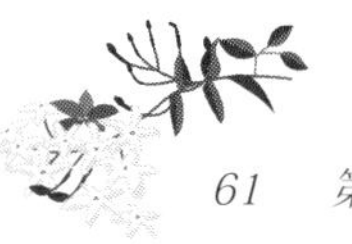

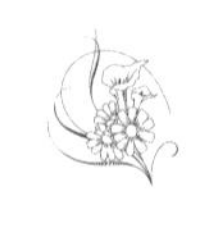

生理前や生理中は食欲を意識的にセーブすることなく食欲のおもむくままにたくさん食べていいのです。

しかし、生理直後の数日間は意識的に食べる量をセーブしてください。

要は、食事の量にメリハリをつけることです。

メリハリをつけずにだらだらと惰性で過食することが一番よくありません。

生理リズム以外にも一日の中の朝・昼・夜、季節における春・夏・秋・冬のリズムもあります。また、新月、満月という月のリズムも。これらのリズムに合わせて食事にメリハリをつけることが、食をコントロールする秘訣です。

ダイエットで多くの女性が失敗するのは、このような身体のリズムを知らないからです。身体の自然に即した食のメリハリをつけることで無理なく痩せ、肥満は意外と簡単に解消されます。

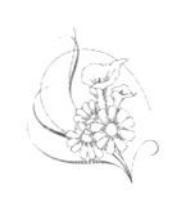

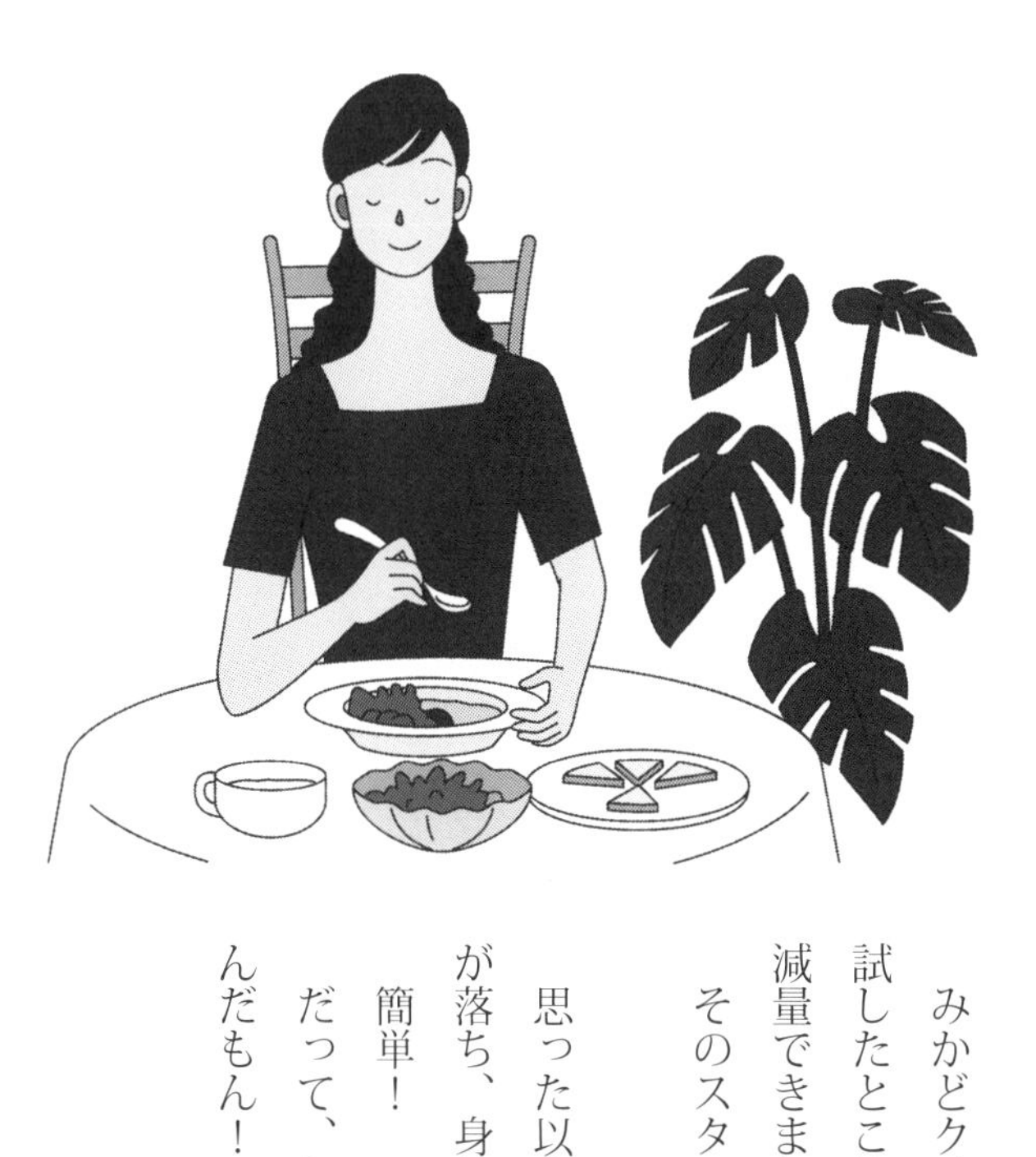

みかどクリニックのスタッフの一人が試したところ、1ヶ月で3キロ無理なく減量できました。
そのスタッフの感想は、

思った以上にお腹は空かずに楽に体重が落ち、身体が軽くなった。
簡単！
だって、お腹が空いたら食べてもいいんだもん！

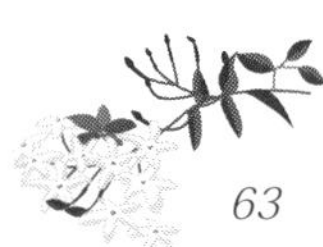

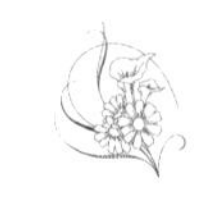

◎性と骨盤

人間以外の動物は、自然状態であれば、欲情する時期は決まっています。しかし、人間は四六時中性欲が起こる。この性欲の中枢は骨盤にあります。

人間の性の要求は動物のように生殖行為に直接むすびつかないことがたくさんあります。そのために素晴らしい芸術作品がたくさん生まれることもありますが、うまく昇華できないと、性エネルギーがうまく発散されないと、その心身に多大な影響を及ぼします。

男は、仕事に打ち込んだり趣味に没頭できたりすれば、それなりにエネルギーの解消ができるが、女性はそれでは間に合わない。

不満や感情のつかえ、恨みつらみ、憎しみ、イライラ、過食、いくら寝ても眠り足りないなどの症状の背景には性エネルギーの停滞、うっ滞、余剰などがあります。

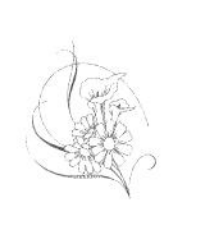

また、性行為そのものは女性にとっては骨盤が大きく開閉するため、女性の身体は丈夫に、心は豊かになります。恋人ができたり結婚したりすると、急に女性が美しくなるのはそのためです。

性行為の女性の心身への影響はたいへん大きい。

最近では、セックスレス夫婦が増えてきており、男女ともに性的に未熟な人が増えてきています。

女性の場合、性の快感が育たないのは骨盤が弛まないのがその主な原因です。

骨盤が弛まない原因として、目の使い過ぎ、神経過敏、ストレス、スポーツ体育による瞬発力や緊張を要する運動を幼少時から強いられるなど。当然、男がその責任を果たしきれているという部分もあるでしょうが・・・。

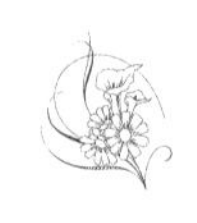

とにもかくにも骨盤を整えることが、女性の健康と美容、それに人生そのものに潤いを与えることになります。

女性は骨盤を抜きには何も語れません。

骨盤を核にした女性のための、女性だけの専門医療があって然るべきです。否、なくてはならない、と私は考えています。

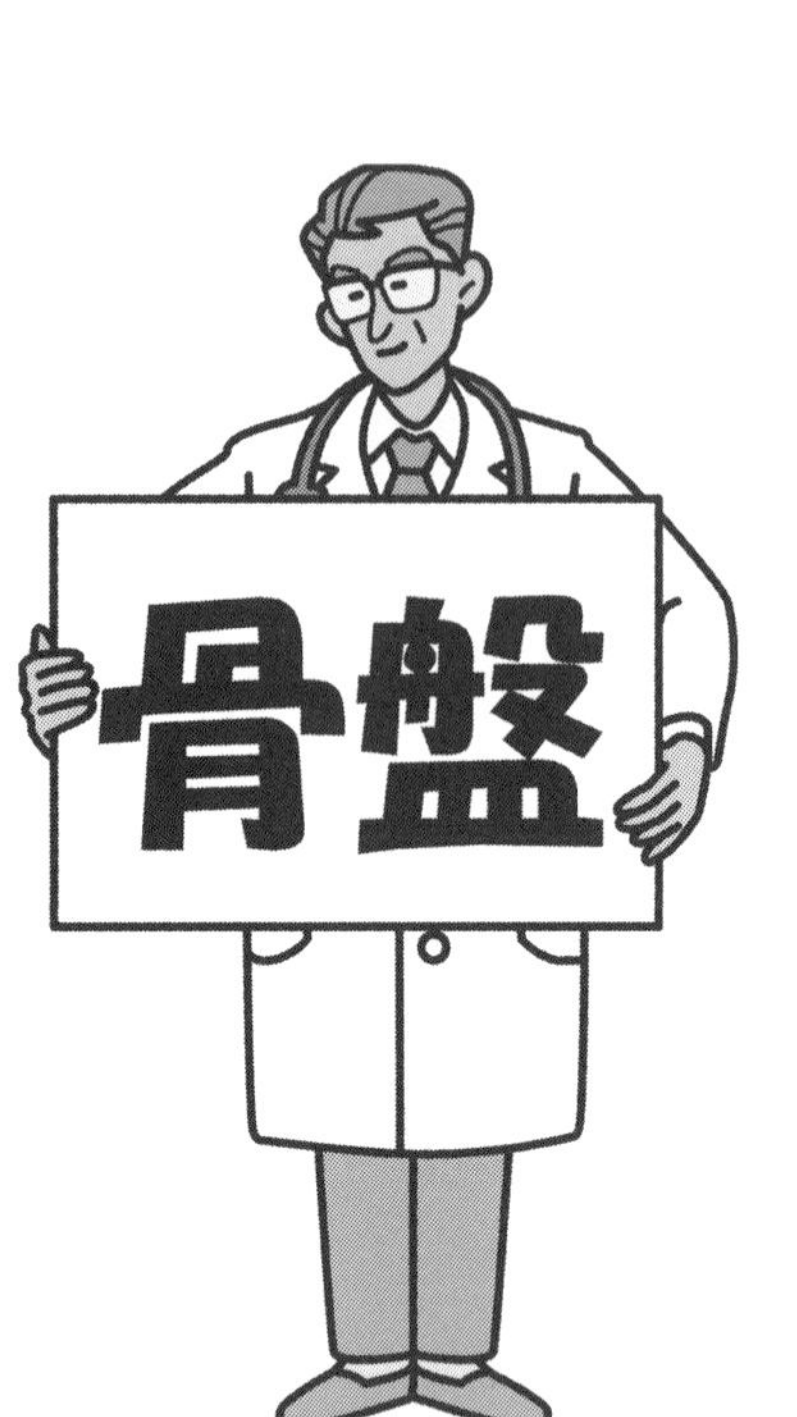

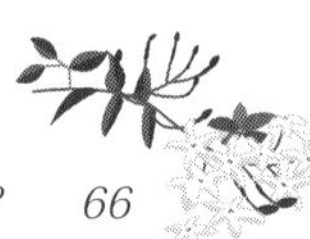

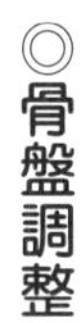

◎骨盤調整

女性の心身の要である骨盤が整うと、女性の病気は自然と消えてなくなります。そして、何より嬉しいことに美しくなり、引き締まって痩せます。

みかどクリニックでは、1回の骨盤調整だけでウエストが3センチほど縮む女性がたくさんいます。ちなみに、これまでの最高は5センチです。

女性は無理に病気を治そうとしなくても美しくなれば病気は自然と消えてなくなります。

このことに気づいてから女性の治療に対する私の考えが一変しました！

現代医療はどちらかというと、男性向きであり、女性には不向きです。現代医療で女性の心身は大きく傷ついています。

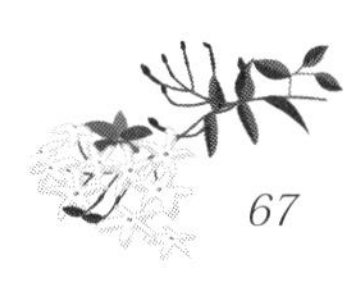

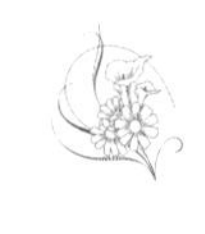

女性の心身は繊細かつたいへんデリケートにできています。新しい生命を産み育てるのだから当然と言えば当然の事ですが。

みかどクリニックにおける骨盤調整の実際について述べてみます。

骨盤調整は、基本的には生理直後に行ないます。その理由は、生理直後は骨盤が動きやすいからです。


まず左の骨盤から整えます。

しかる後に、逆の右の骨盤を整えます。

当然、骨盤の整え方は右と左で違います。

左の骨盤は締め、右の骨盤は上げる。

左右においては左側の骨盤が優位になっています。右の骨盤は、左の骨盤の影響で変動します。食べすぎ、冷え、部分疲労などの影響をまず被るのは左の骨盤で、左の骨盤が開く。そして、それに連動して右の骨盤が下がるのです（この骨盤調整のやり

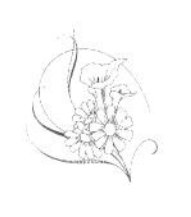

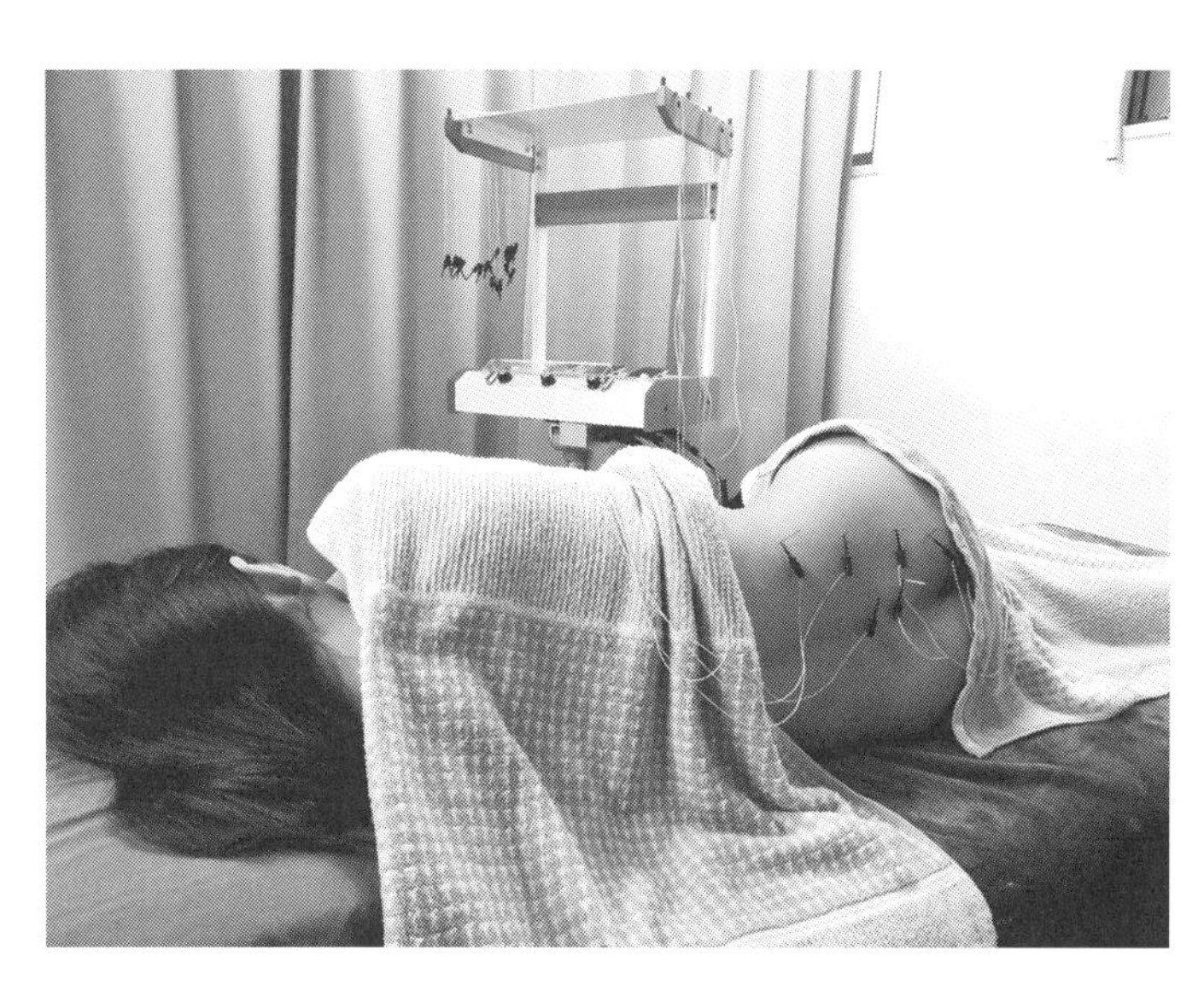

方は、整体歴40年の二宮進氏を参考にしています）。

腰から臀部にかけて鍼を刺し、まず骨盤を弛める音をツボに通電します。しかる後に、左の骨盤であれば骨盤を締める音を通電します。逆の右の骨盤では上げる音を通電します。

このような「ツボに音を通電する」という治療法は私が独自に開発したものです。鍼治療の名人芸を、誰でも簡単にできるようにしました。

治療効果として、睡眠が深くなった、大小便がビックリするほど出た、ウエ

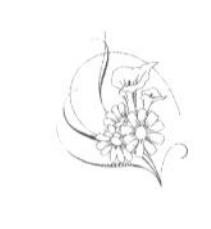

ストラインが3、4センチ縮まった、生理不順、生理痛がなくなったなどが報告されています。

また治療後に、再び生理が始まったかのような出血があることがたまにあります。それは、生理で十分には出し切れなかった汚血が骨盤調整によって排泄されたからです。

最近の女性でよく見受けられるのに**骨盤底部の過剰緊張**があります。これによって上半身と頭の過剰緊張がもたらされ、イライラ、不眠、精神不安などを訴えます。このような症状は、骨盤調整で骨盤底部の過緊張を弛める必要があります。

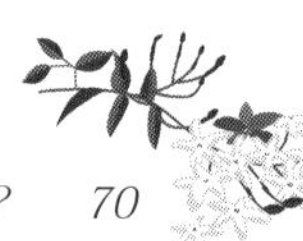

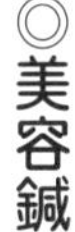

◎美容鍼

最近、鍼灸界において美容目的に女性の顔面にハリを刺す美容鍼が流行ってきています。今後、鍼灸治療で女性を美しくする鍼灸美容は鍼灸界の大きな潮流になってくることが想像されます。

老化は口の中から始まります。

これを昔の人はハ（歯）メ（目）マラ（男根の勃起力）と言いました。老化は歯から始まり、次に目にきて、最後は精力が衰えるという意味です。俗語であるがどうしてどうして真実を突いています。

老化の出発点である歯は唾液の影響を強く受けます。歯が弱るということは同時に唾液の量と質の低下を意味します。年老いてくると口の中が乾き、口臭が強くなってくるのはそのためです。

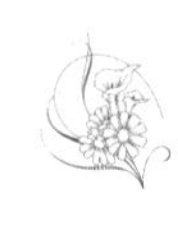

口の中には歯の他にも扁桃腺や舌などがあります。
唾液の質と量の低下は、口腔内に常在する細菌群のバランスを狂わせ歯周病をもたらします。また、扁桃腺組織に潜在的な細菌感染を引き起こし、強いては免疫機能の低下をも招きます。

舌の筋力低下は更に口腔環境を悪化させます。舌の筋力低下は、口を閉じた時の舌先の位置で自己診断できます。舌先が下の歯の付け根に付いていたら筋力低下で老化が促進しており、上の歯の付け根に付いているようならそう老化は進んでいないと言えるでしょう。

さて、貴女の舌の位置はどこにありますか?

昔の人は歯から老化が始まると言ったが、正確には歯、唾液、舌、扁桃腺などが複

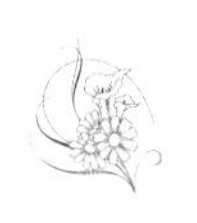

合的に絡んで老化は進んでいくのです。
いつまでも若々しくありたいなら、浮腫んだ顔をスッキリしたいなら、いつまでも艶のある肌でいたいなら、まず口腔環境を整えることです。それには美容鍼はたいへん効果的です。

いくつか理由はありますが、顔の表情筋と口から喉にかけての筋肉はすべて腸管の壁の筋肉の延長で、植物性筋肉に属します。

つまり、顔の表情筋と口の中の筋肉は同根なのです。だから、顔の表情筋を整えると口の中も同時に整い、強いては内臓力も強化されるのです。

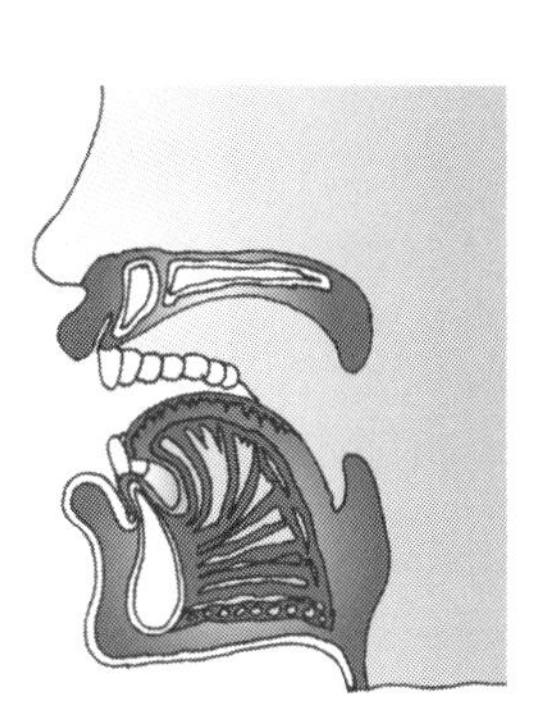

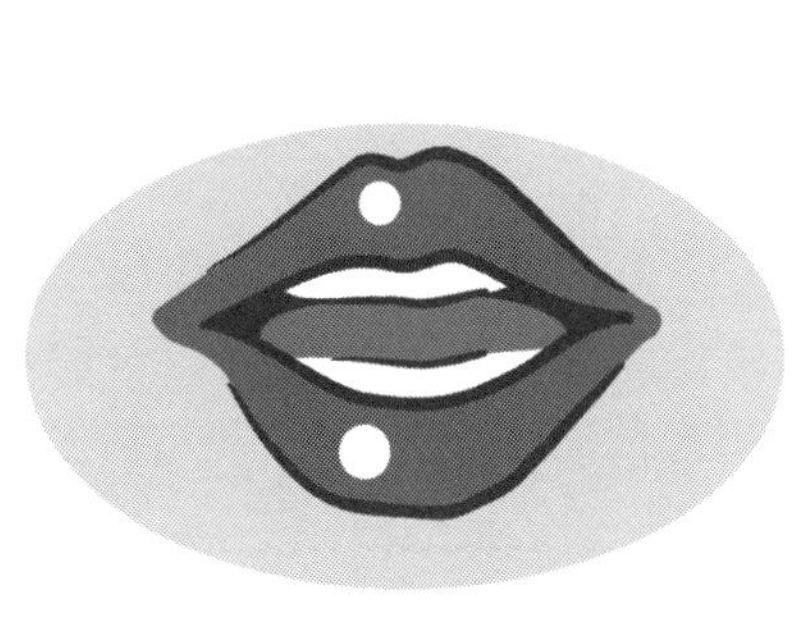

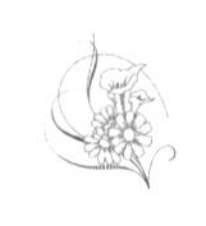

ただし、舌の筋肉は動物性の筋肉の一部です。体壁から手足が突出するのと同じで、舌は口の中にはえた腕なのです。それ故、舌は自力で筋トレするしかありません。

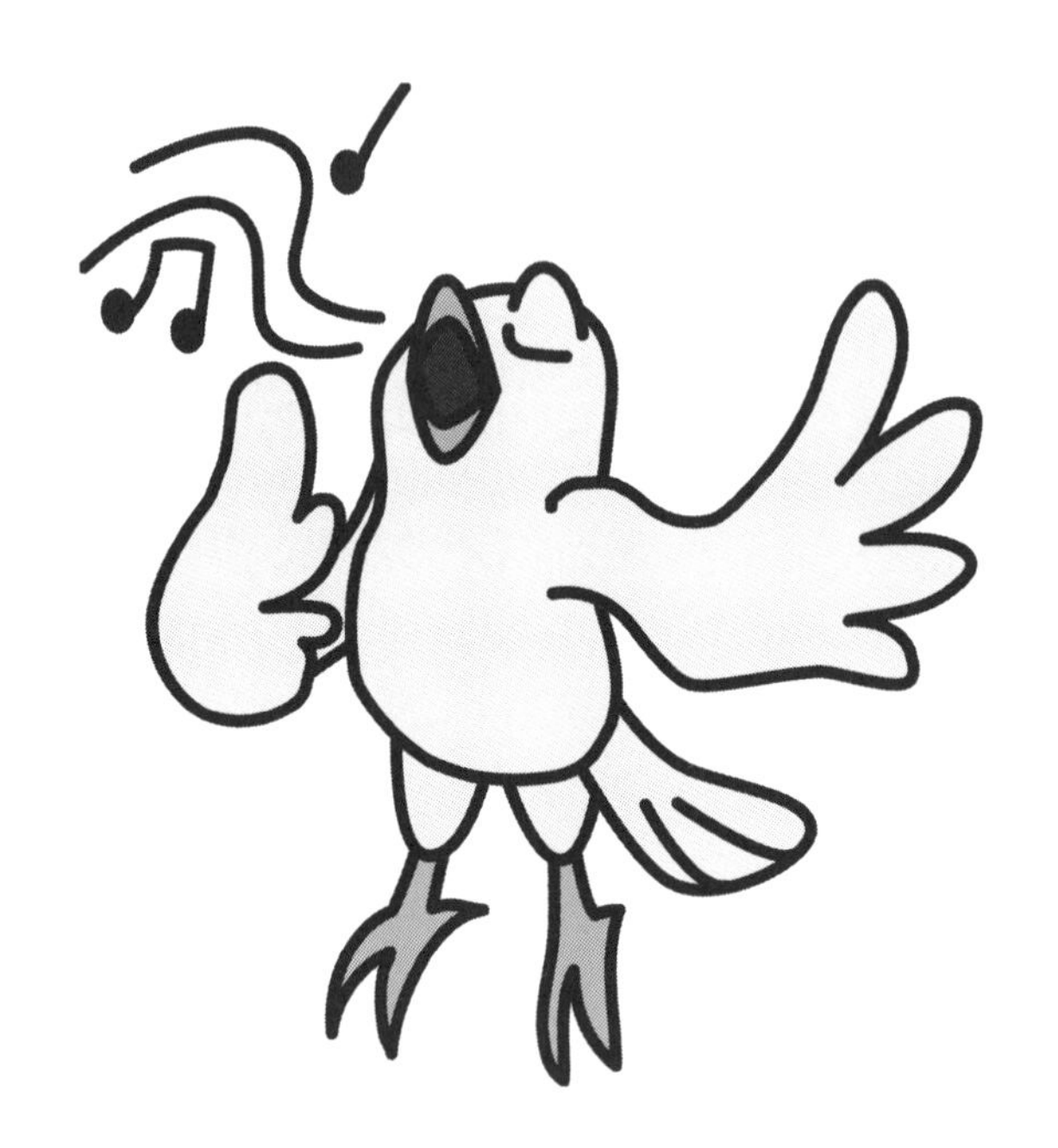

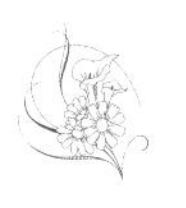

◎顔の肌はエラだった？

発生学的には、顔の表情筋は魚のエラの部分が肩代わりしたものです。つまり、魚のエラと顔の表情筋は同郷の仲間、親戚なのです。しかも、魚のエラは鰓腸と呼ばれておりれっきとした腸の一部分なのです。

だから、昔の人は「肌は内臓の健康状態を映し出す鏡」と言ったのです。顔の肌荒れは単なる肌だけの問題ではなく、内臓強いては腸が深く関わっているのです。

それ故、肌荒れを治すには、肌をツルツルピカピカに光り輝かせるには、顔の肌の手入れだけでは不十分なのです。同時に、内臓も手入れや治療が必要となってくるのです。

しかし、美容鍼は肌細胞そのものを活性化し、滞ったリンパの流れも改善します。

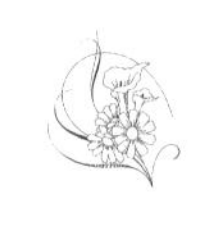

浮腫んだ顔がスッキリと引き締まってきます。同時に、腸までも元気にします。

また、多くの女性が知らないことですが、

女性の表情筋と心の関係です。

現代の多くの女性の表情筋はたいへん強張っています。それほどに、仕事で緊張を強いられ、無理な笑顔をつくらざるを得ない状況にその身を置いているということでしょうか。

顔の表情筋が強張ると、心の中に暗い影を落とします。気分が何となくスッキリしない、何となくドンヨリする。何もする気になれない・・・とにもかくにも、表情が暗くなります。人前では明るく元気に振舞っても、一人になると途端に憂鬱になり、ため息ばかりが出る・・・。

そんな貴女、論より証拠です！

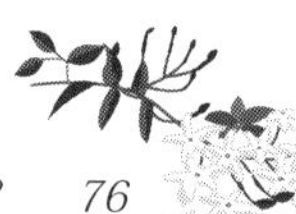

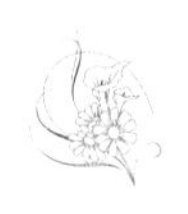

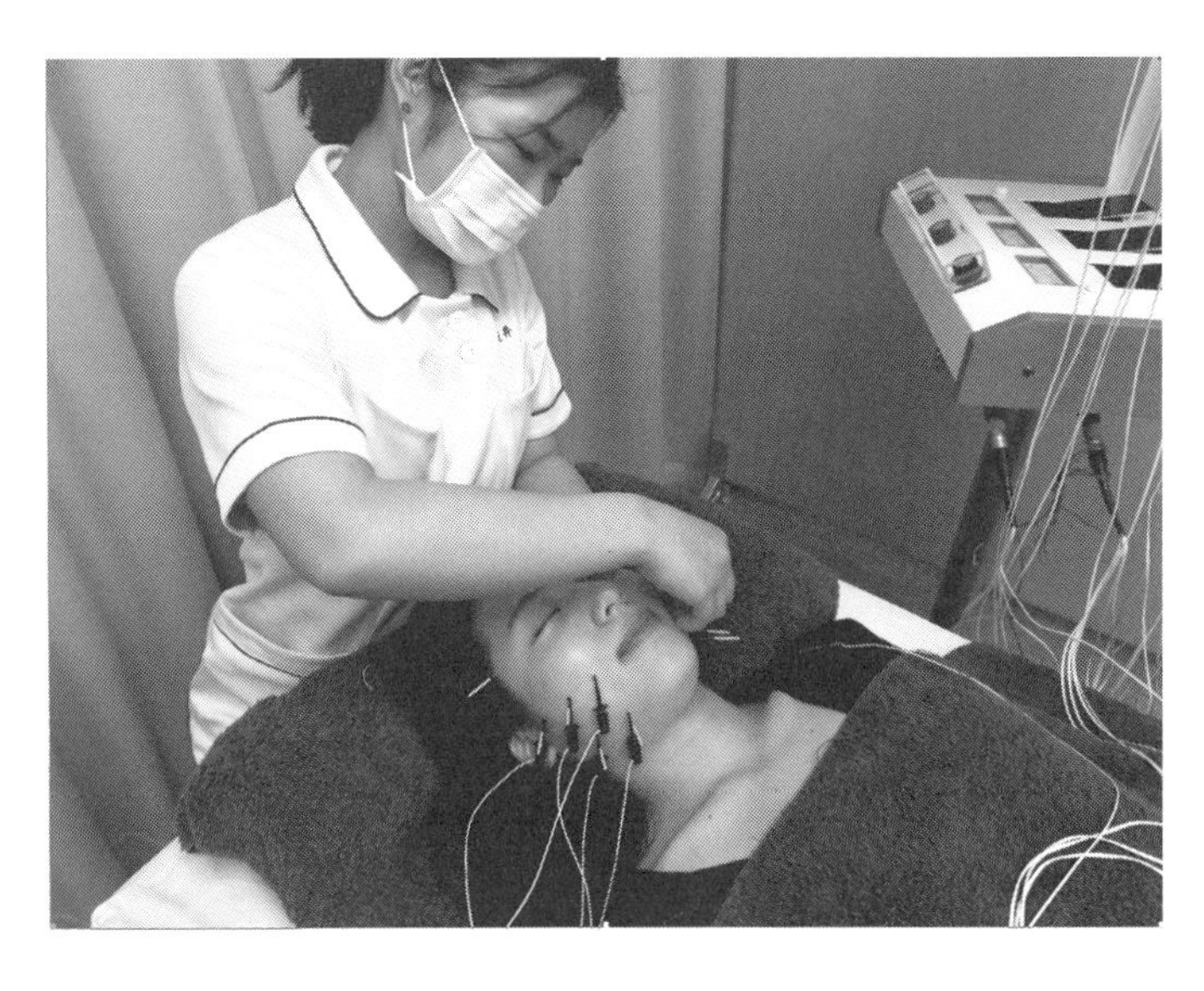

一度、美容鍼を試してみてください。目元がスッキリ、気分が明るくなってきます。しかもお肌はツルツルピカピカに。

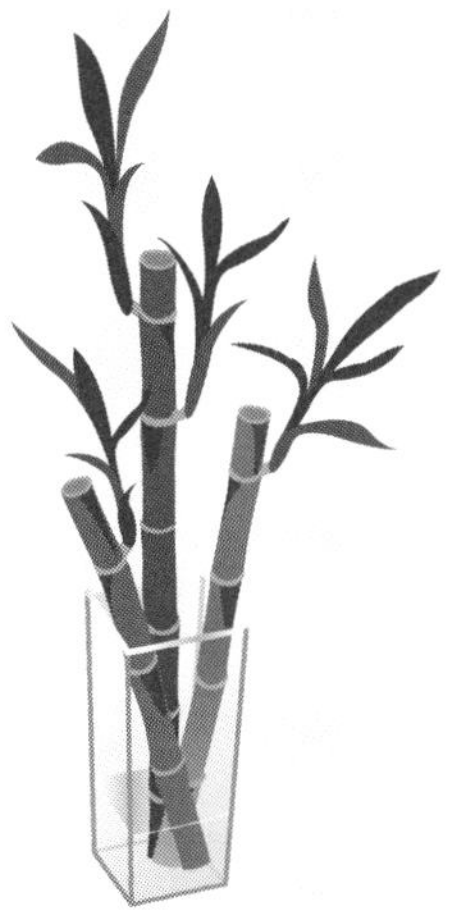

◎アドレナル・ファティーグ

「アドレナル・ファティーグ」とは、翻訳すれば、副腎疲労になります。

副腎とは腎臓の上にある器官で、主にホルモンを分泌する働きをもちます。特に、重要なホルモンとして副腎皮質ホルモンであるコルチゾールがあります。このコルチゾールはストレスから身を護るホルモンとして知られていますが、その他にも炎症を強力に抑え、身体の回復に大いに貢献します。

アメリカのジャナサン・V・ライト医学博士によると、以下のような症状がある人にはこの疾患が疑われる。

□ 朝起きるのがつらい

□ 疲れがとれない

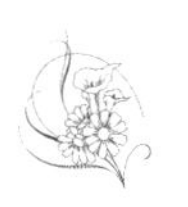

□塩辛い食べ物が無性に欲しくなる
□倦怠感
□日常的なことが、とても疲れる
□性欲の低下
□病気や怪我から回復するのに時間がかかる
□頭がクラクラする
□軽度のうつ
□人生が虚しい
□ＰＭＳ（月経前症候群）の悪化
□カフェインがないと、仕事ができない
□思考が定まらず、ボーっとする
□記憶があやふや
□午後３時から４時の間はぼんやりしている。夕食後、やっと元気になる。
□仕事がはかどらない

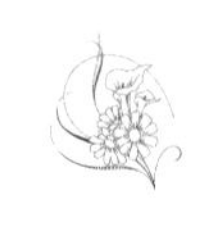

これらの症状のうち1つだけでは副腎疲労の決定的な診断を下すことはできませんが、その可能性は考えられます。もし、これらの多くの症状に対して身に覚えがあると感じれば、あなたは副腎疲労を患っているに違いありません。

適切な量のストレスは私たちの身体には必要ですが、過剰なストレス、もしくは余りに長期間に及ぶと、ストレスを許容できなくなり体調を壊します。この過剰なストレスに最初にダメージを受けるのが副腎です。副腎がストレスの腺であると言われる所以でもあります。

アドレナル・ファティーグの症状は、現代人の多くが抱える悩みであり、苦しみです。いかに、現代人の副腎が疲れているかが分かります。このアドレナル・ファティーグを理解する医師が余りに少ないため、多くの人たちは無理解のまま放置されるか、的外れの治療を受けて更に体調を崩しています。

みかどクリニックには独自なアドレナル・ファティー治療があります。受けた後、

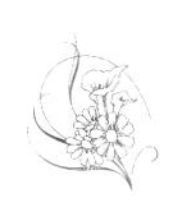

身体が軽くなった、よく眠れたなど患者さんにはたいへん人気があります。リピート率もたいへん高いですよ。

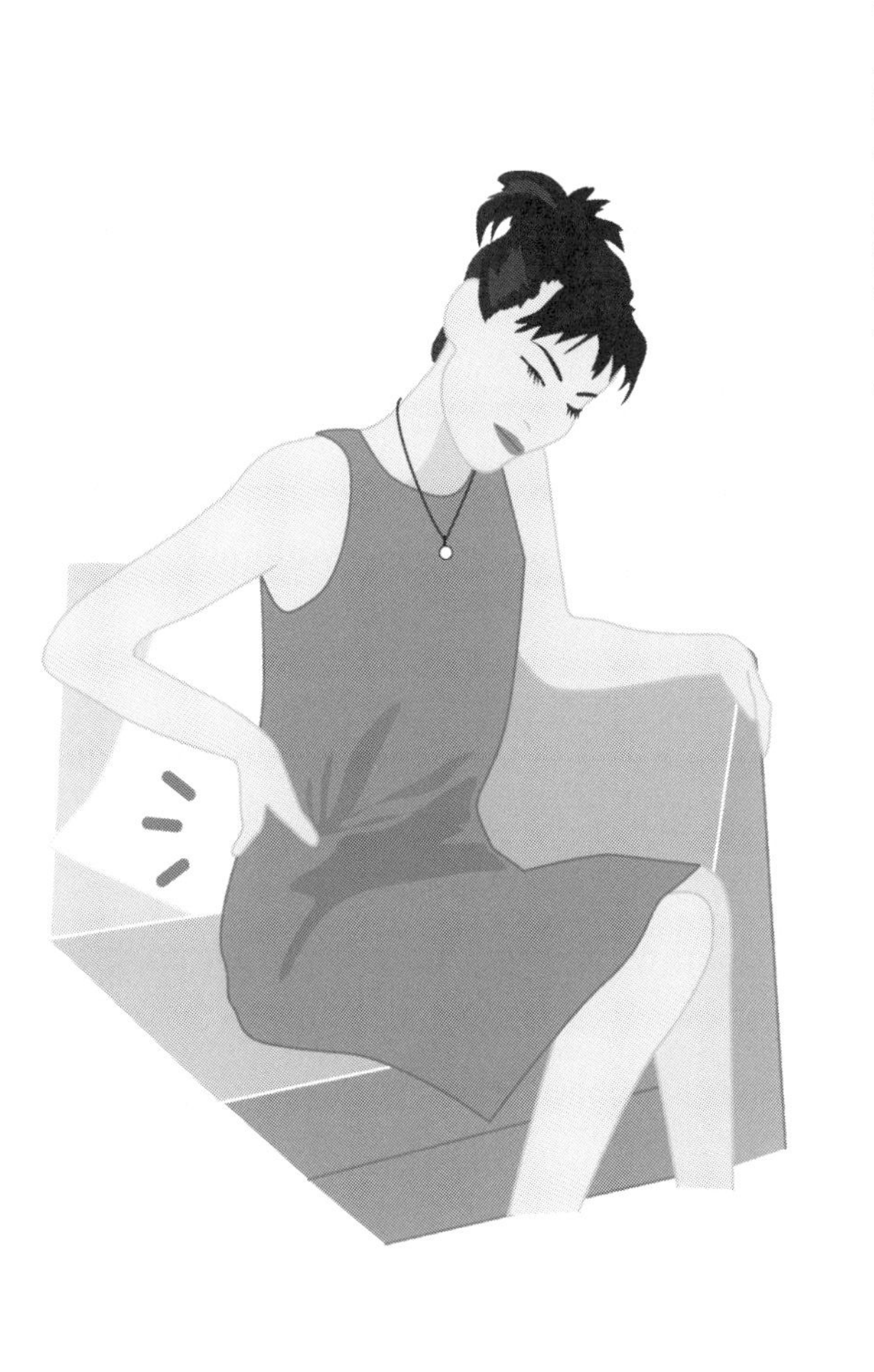

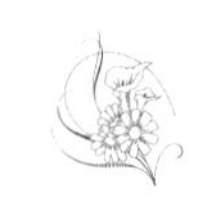

◎ホルモン調整で大事なことはバランス

ホルモン調整で大事なことはバランスです。

ホルモン系全体でバランスがとれているかどうかがたいへん重要になってきます。

ホルモン量が少ないからと外部から単一のホルモンの不足分を補うだけでは不十分なのです。


ホルモンを分泌する内分泌器官である甲状腺、副腎、卵巣（男性では精巣）と、これらの内分泌器官の活動を調節する総元締めの役割をする脳の下垂体は、相互にどのようにバランスを保っているのでしょうか？

ここが分からないとホルモンバランス調整はできません。それには、解剖学者三木成夫氏の説くところの複雑に変形を遂げる元にある原形を探ってみる必要があります。その詳細については難しくなるのでここでは省きます。

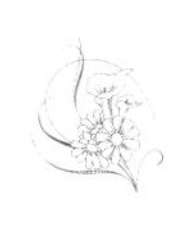

例えば、甲状腺の疾患に対して、性腺や副腎それに下垂体の治療も同時に行います。甲状腺のみの治療では不十分なのです。ホルモン系全体のバランスを整えて初めて甲状腺の異常が改善されます。

みかどクリニック独自のホルモンバランス調整は、ホルモン系全体のバランスを整える治療です。

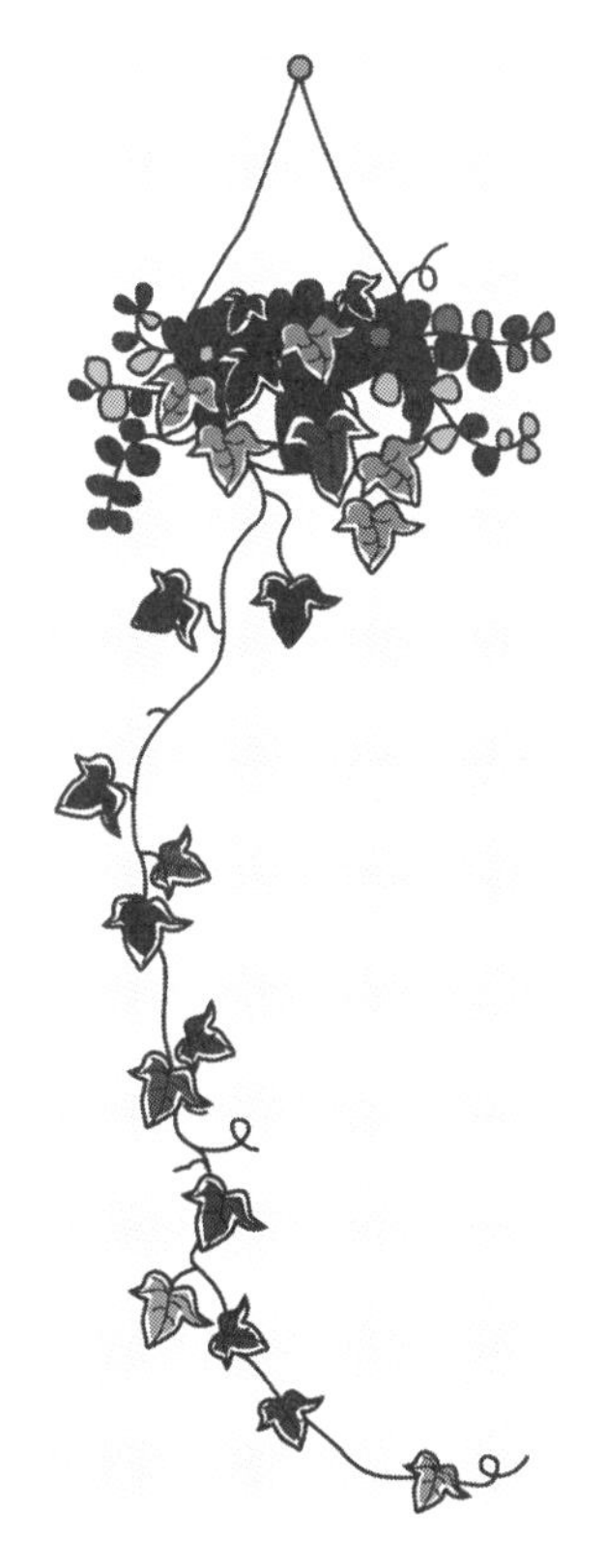

第3章　更年期前後のお話

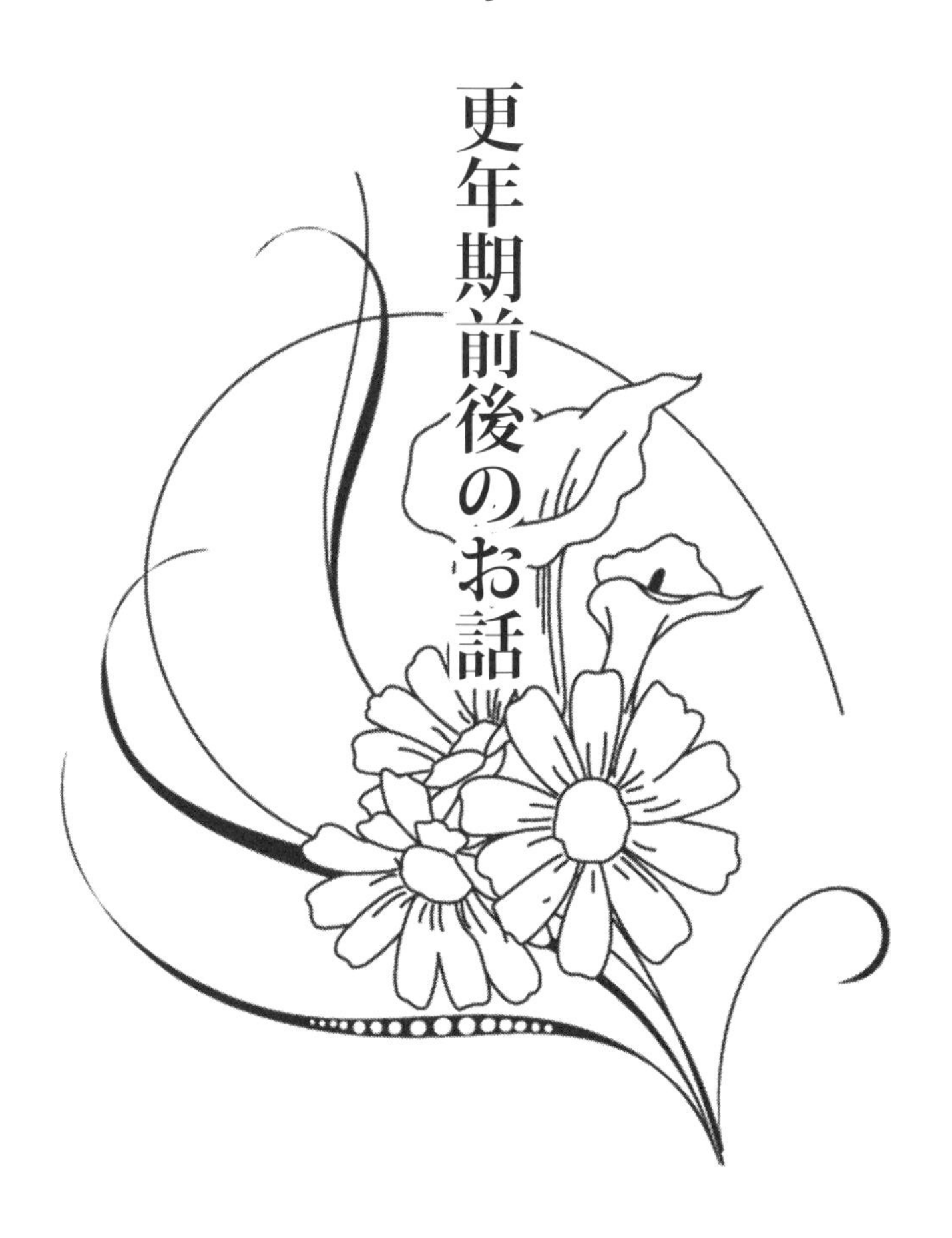

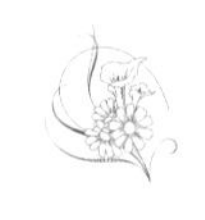

◎40歳から女性の分岐点——しなやかに強く、美しく

女性の40歳は子育てから開放され、生活も一段落する女性の一生の中の空白の時間帯です。そして、何かをやるにはもってこいの時期でもあります。しかし、何もせずにただ生活に流されるだけの日常を過ごすと知らず知らずのうちにオバチャン化してしまう年代でもあります。

世の多くの女性が恐れるオバチャン化。

肌のたるみやシミはもちろん、お腹に脂肪がつき、体型が崩れ、ブクブクに太る。頑固な肩こりと便秘、眠りが浅く疲れがなかなかとれない、気分がすぐれない、すぐにため息がでる等々。

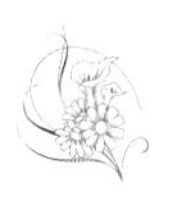

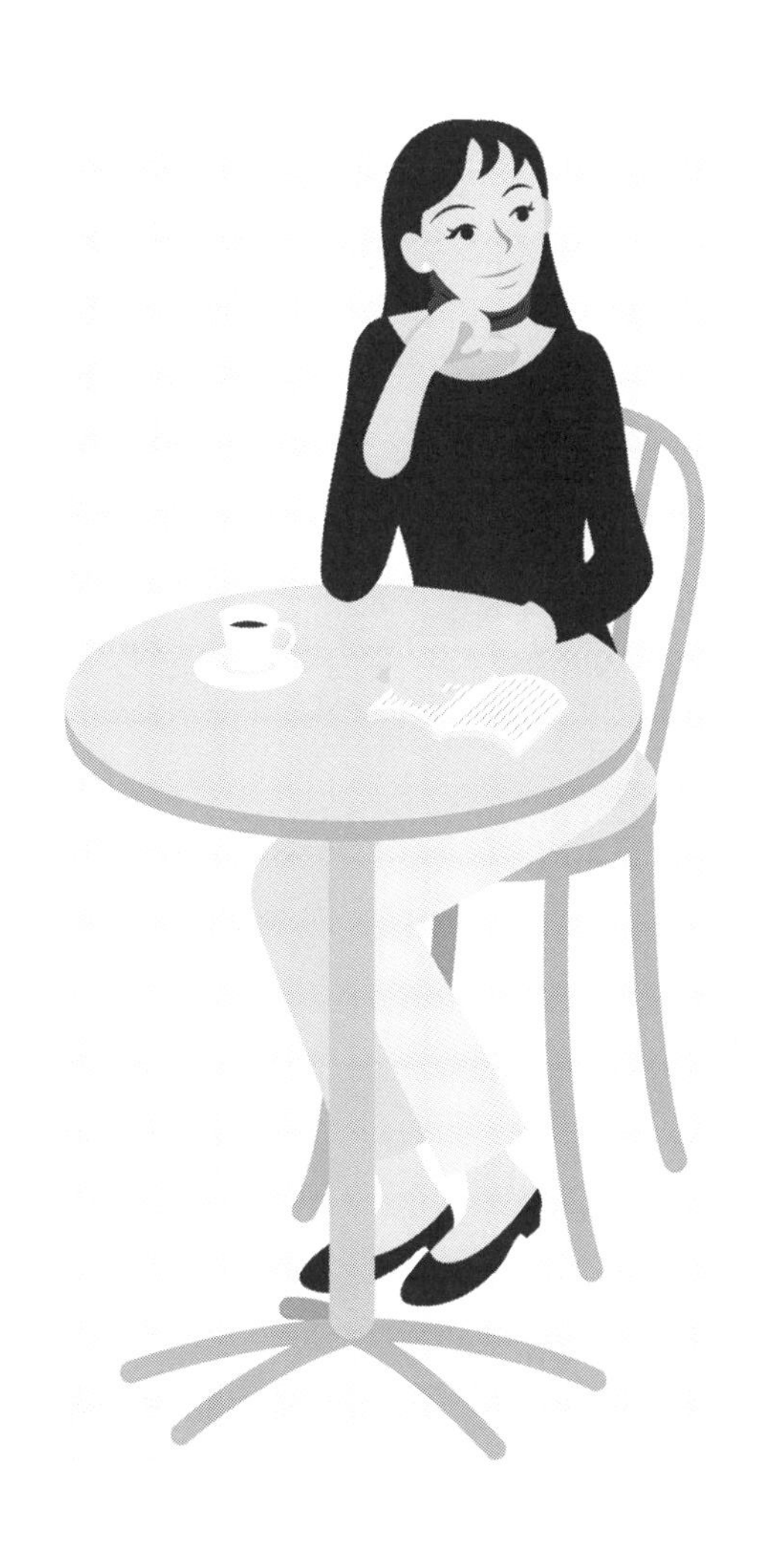

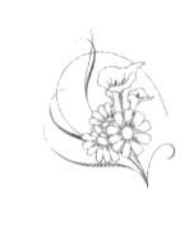

「しなやかに強く、美しく生きる」か、「オバチャン化」するかの分岐点、それが女性の40歳頃から始まります。

美しくなりたい、美しさへの憧れはすべての女性の共通した願いであり、願望です。しかし、ただ思い願うだけではそれは手には入りません。勇気をだして一歩前に踏み出さねばいけません。

そのためには、生活を自分のために、美しさのために、身体のために投資するお金や時間を工面する必要もあるでしょう。しかし何といっても大事なことは、美と身体についての正しい知識を身につけることです。

世の中には、健康や美容に関する情報が氾濫しています。間違った選択をする可能性もあります。それを避けるためにも、まず整った身体についての理解を深める必要があります。

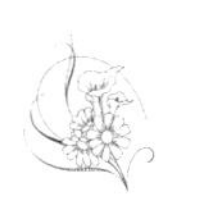

◎更年期と言われたくない女性たち

なぜ、更年期というと大半の女性は嫌な顔をするのでしょうか？

これまでに多くの女性が更年期に体調不良で悩み、苦しんでいるのを見てきたからでしょうか。

すぐそこまで来ている「老い」という現実に、怯えや不安、怖れを感じるからでしょうか。

自分だけは違うと反発や不快感を感じるからでしょうか。

更年期は女性の一生で最も身体が壊れる、壊れやすい時期であることに間違いはありません。現に、更年期前後に乳がん、子宮がん、うつ病などにかかる人はたくさんいます。

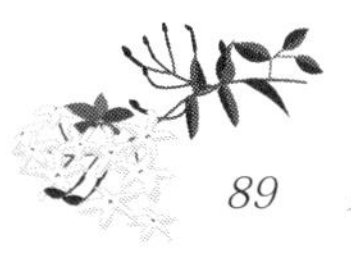

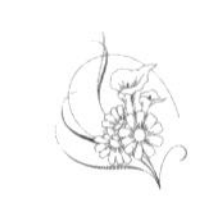

そもそも更年期とは?

現代医学では次のように説明しています。

「更年期は閉経前後の約5年間のことを指す。この時期は女性ホルモンの分泌量が減少するため、それが原因でさまざまな体調の変化をきたす。主な症状は、特にホットフラッシュが有名だが、他には不安、不眠、イライラ、無気力、情緒不安定、のぼせ、ほてり、発汗、外陰部の痛みや痒み、尿失禁、性交痛など。」

主な治療法としてホルモン補充療法があります。閉経したら、卵巣で性ホルモンをつくらなくなるから外部から補充しなければならない。このような理屈で、外部からホルモン剤を注射や経口で補充するホルモン補充療法が盛んに行われてきました。

ヨーロッパでは、50%以上の女性が更年期になるとホルモン剤を使用していました。

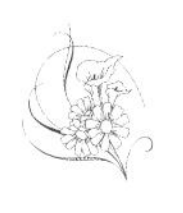

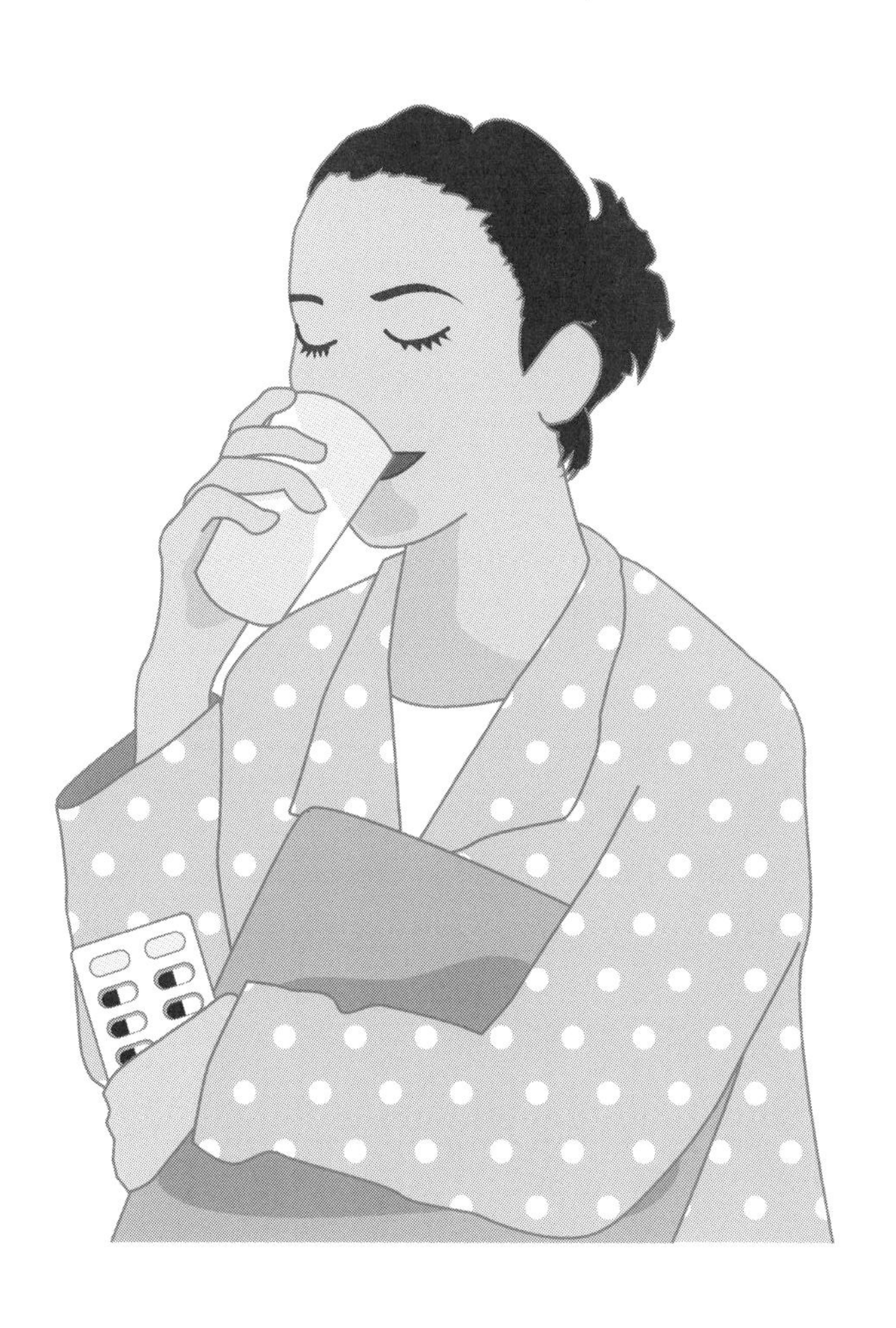

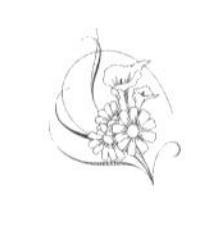

しかし、2002年にアメリカで、長期に行うと乳がんと血栓症（心筋梗塞など）のリスクが高くなるという論文が発表されてから、今現在は反省期に来ています。

医学的な難しい解釈はともかく、更年期を分かり易く私なりに解釈し直してみます。

閉経とは妊娠する機能がなくなる、生殖から解放されることです。

つまり、更年期とは生理のある身体から生理がなくなる身体への移行期となります。

生理のある間というのは生理という出血を通して体の大掃除をしていたわけだが、閉経するとそれができなくなります。月に1度の大掃除があるということは、妊娠可能な時期はそれほどに内部矛盾が大きいということでもあります。月に1度清算しないことには間に合わないということです。

一方、閉経後はシンプルです。

妊娠という複雑な身体から開放され、身も心も自由で軽やかになってきます。今流

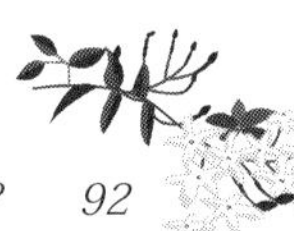

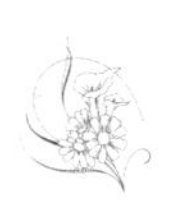

に言えば、省エネの身体を手にすることでもあります。

と言うことは、

更年期の時期に身体のリセットができると、身体は省エネ構造へ改造され、心身ともに爽やかになる！

車に例えると、燃費効率が良く、排ガス対策も万全な乗り心地満点の省エネカーを手に入れるということです。

車体の色は自分の好きな色に塗り替えることだって簡単、BGMだってクラシック音楽、ジャズ、演歌、ニューミュージック、何だって聴くことができます。

郊外へドライブする際には助手席に誰を乗せる？

古びた亭主もいいだろうし、はたまた・・・

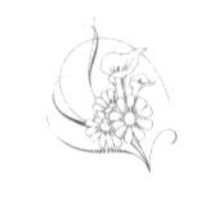

そうなんです！

更年期は身体改造する時期、変身する時なのです。

しかし、省エネ改造がうまくいかないと、これまで走り続けていた何十年と使い古したダンプカーを走らせるようなもの。真っ黒い排気ガスを撒き散らし、少し走らせただけですぐにエンストし、何かとトラブルを起こす。

これでは、仕事をしている女性などは退職後の人生設計などできるはずもありません。

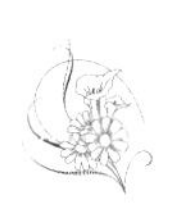

◎更年期はうまくリセットすると第二の思春期が始まる

女性が更年期に身体を壊す理由、それはリセットする時期だからです。とりもなおさず、身体を再構築する好機でもあるということです。再出発できるということです。

それほどに女性の身体は男性とは異なり神が精妙に創っていいのです。

それ故、薬で安易に抑えてはいけない。ホルモン補充療法は極力避けなければいけない。

裡なる歪みをリセットして、新たなる生命の息吹、芽吹きを立ち上げることができると、更年期は新しい人生のスタートとなります。

第二の思春期です。

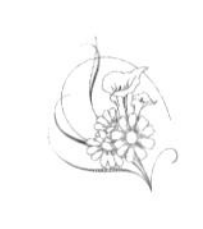

知恵と豊富な経験に裏打ちされた光り輝く第二の人生が始まります。淡い恋心の抱いたあのときめきが甦ってきます。肌までツルツルピカピカに光り輝いてきます。

しかし、リセットがうまくいかないと、間違った治療を行うと、その身体はどんどん壊れていきます。

更年期過ぎた女性が３人集まれば、あの人は乳がんになった、子宮がんになった、どうも難病らしいとか、最近どうも調子悪くて腰が痛い、疲れやすい、食欲がない、よく眠れない、無気力などという話のオンパレードになるのはそのためです。

女性は更年期から第二の思春期が始まる。私は、世の多くの女性達にこの事を強く伝えたい。

しかし、それには条件があります。それは、身体をリセットして、整った身体を手

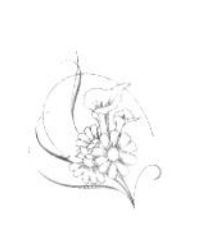

に入れるということです。

うまくリセットされると、身体は生まれ変わりまったく新しい人生が始まります。再び、乙女の気分にもなれるし、肌までも白くピカピカに光り輝いてきます。

更年期障害とは、複雑系の身体から省エネの身体の移行に手間取っている、手こずっているということでもあります。

50年近く生きていると、当然その内部には排泄できずに停滞した体内毒素や感情のシコリ、疲労、歪みなどが蓄積されています。これらをご破算にしてリセットすることによって初めて新しい身体を手に入れることができます。

重装備の身体から省エネの身体に切り替わります。この切り替えがうまくいくと、身体は生まれ変わってきます。女性の生き方も一変します。

経験と知恵に裏打ちされた第二の思春期の始まりです。性を暴走させ、翻弄された若き頃の苦い想い出多きあの思春期とは一味も二味も違う思春期を体験できるので

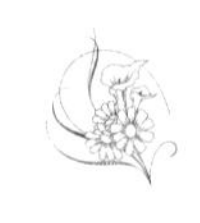

す。

更年期後は老いていくばかりと考えている女性はたいへん多いです。

しかし、私は声を大にして言いたい。医療界をはじめアンチエイジングが花盛りですが、アンチエイジングの究極はこの更年期にこそあります。この時期に体内をうまくリセットすると、美しさと若さを保つことができます。このように女性の身体は創られているのです。

閉経前後の更年期は女性の一生の中の大きな節目です。ここをどのように乗り切るかでその後の人生は大きく変わります。

更年期後、くたびれ、疲れ果てて生きるのか、健康で爽やかに美しさを保って生きるか。貴女はどちらを選びますか。どのような生き方を望みますか。

もちろん、後者ですよね。

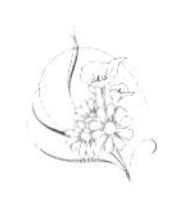

そのために、**更年期の積極的なリセット**があります。

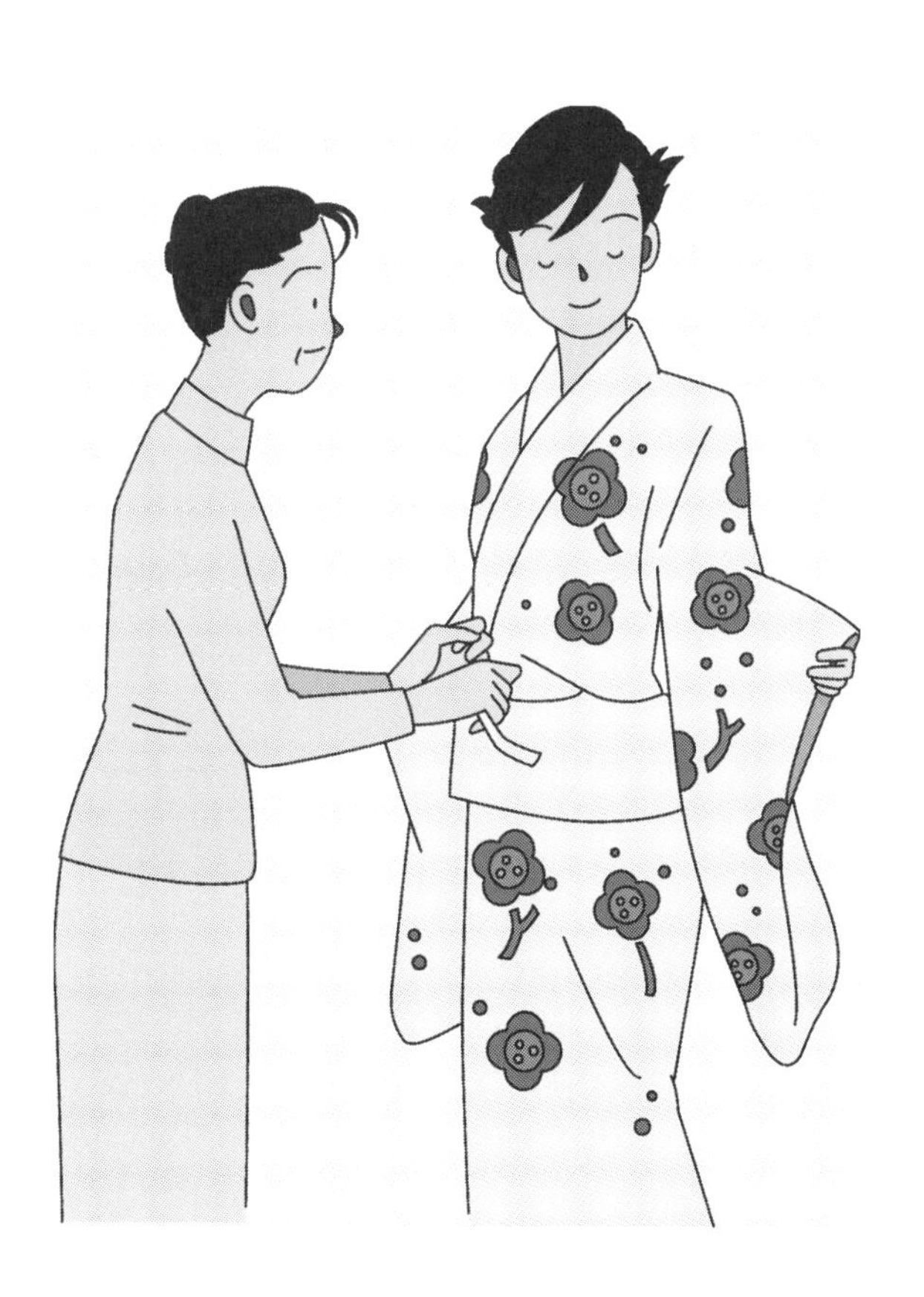

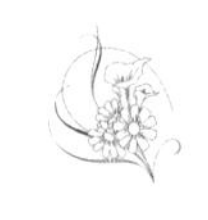

◎みかどクリニック独自の更年期メディカル変身コース

更年期の積極的なリセットとは？

この更年期の積極的なリセットこそ、みかどクリニックが更年期でお悩みの女性に自信をもっておススメしている治療なのです。単なるリセットではなく、**積極的なリセット**という言葉には深〜い意味があるのです。

唐突ですが、みかどクリニック独自の更年期メディカル変身コースは少し高いんです。何が高いかって？　価格です。

その理由は、自分から**自主的に、積極的に決断**してもらうためです。

つい最近、このコースを一人の女性が終了しました。体重はおよそ8キロ落ち、し

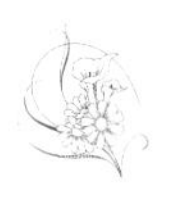

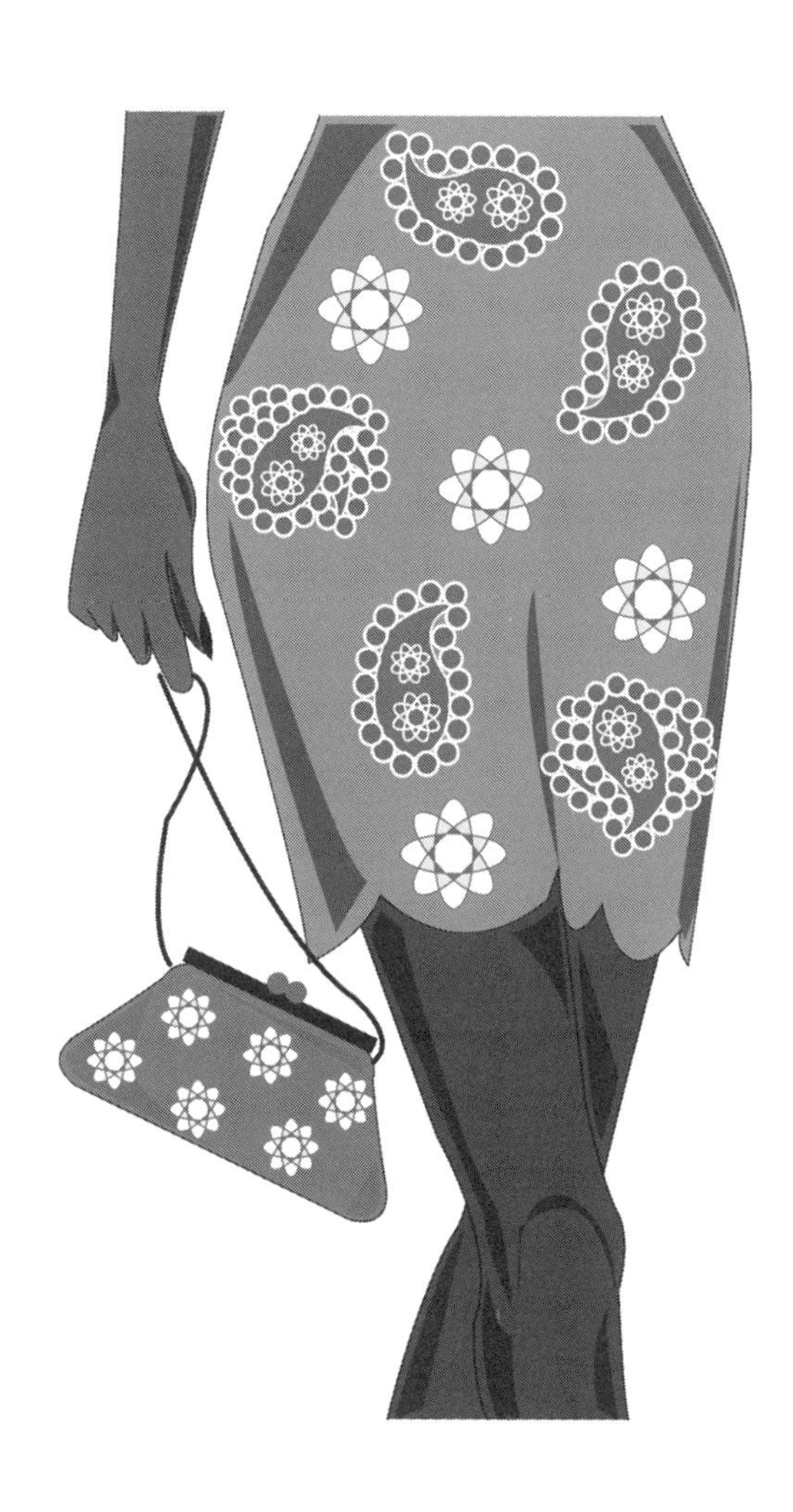

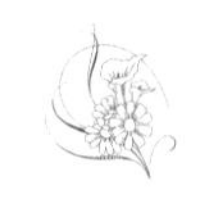

かもたるむことなくスマートに美しく痩せました。

周りから、最近痩せたのに少しもたるみがないが何かしているの？　と、随分と不思議がられたそうです。

このコースでは、**食事指導**もたいへん重要な項目の一つとなっています。

何故なら、**更年期は栄養を落とさなければならないからです。**女性の一生で一番栄養が要らないのがこの更年期なのです。ちなみに、最も必要とされるのが生後13か月です。

栄養を落とさないと美しく変身できません。満腹では美しく変身できないのです。

更年期は食習慣の変え時です。

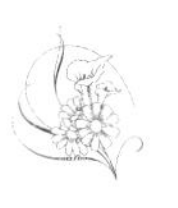

◎栄養を落とす

更年期障害で悩んでいる多くの女性が勘違いしているのが食事の問題です。体調が優れないからといろんな栄養のあるものを摂ろうとします。これが間違いのもとです。妊娠できる身体から省エネの身体へ移行するということは、今流に言えば変身です。動物の成長過程において形態が短期間に著しく変化することを変態と言いますが、動物はこの時期になると食を断ちます。また、子供でも急に成長する時期には食欲が落ちます。

つまり、更年期で大事なことは栄養を落とすことなのです。多くの女性は逆の事をやっています。これでは治るものまで治らなくなってしまいます。サプリメントなどの取り過ぎも同様です。

食事指導の内容はケースバイケースですが、基本的には糖質制限食を指導していま

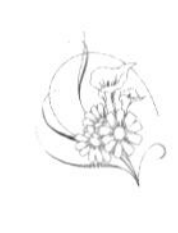

す。中には、これのできない女性もいます。そういうケースでは違うメニューを指導します。必要があれば極端な減塩食の指導をすることもあります。
しかし、
食事の量を減らすという作業は、女性にとってはなかなか難しい。頭では理解できてもそう簡単には実行できない。それほどに食事への執着は強いのです。想像を超えています。

ここに、みかどクリニックの更年期メディカル変身コースの料金を少し高めに設定した理由があるのです。**お金という高いハードルを乗り越えて決断をさせるためです。**
女性は一端決断すると、アレコレと途中で迷う男性とは違って最後までやり遂げます。意外とスムーズに減食できます。

更年期後もこれまで食べていた塩辛い、油っぽい食事を続け、しかも同じ量を食べ

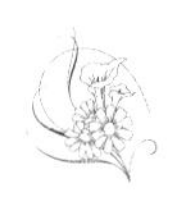

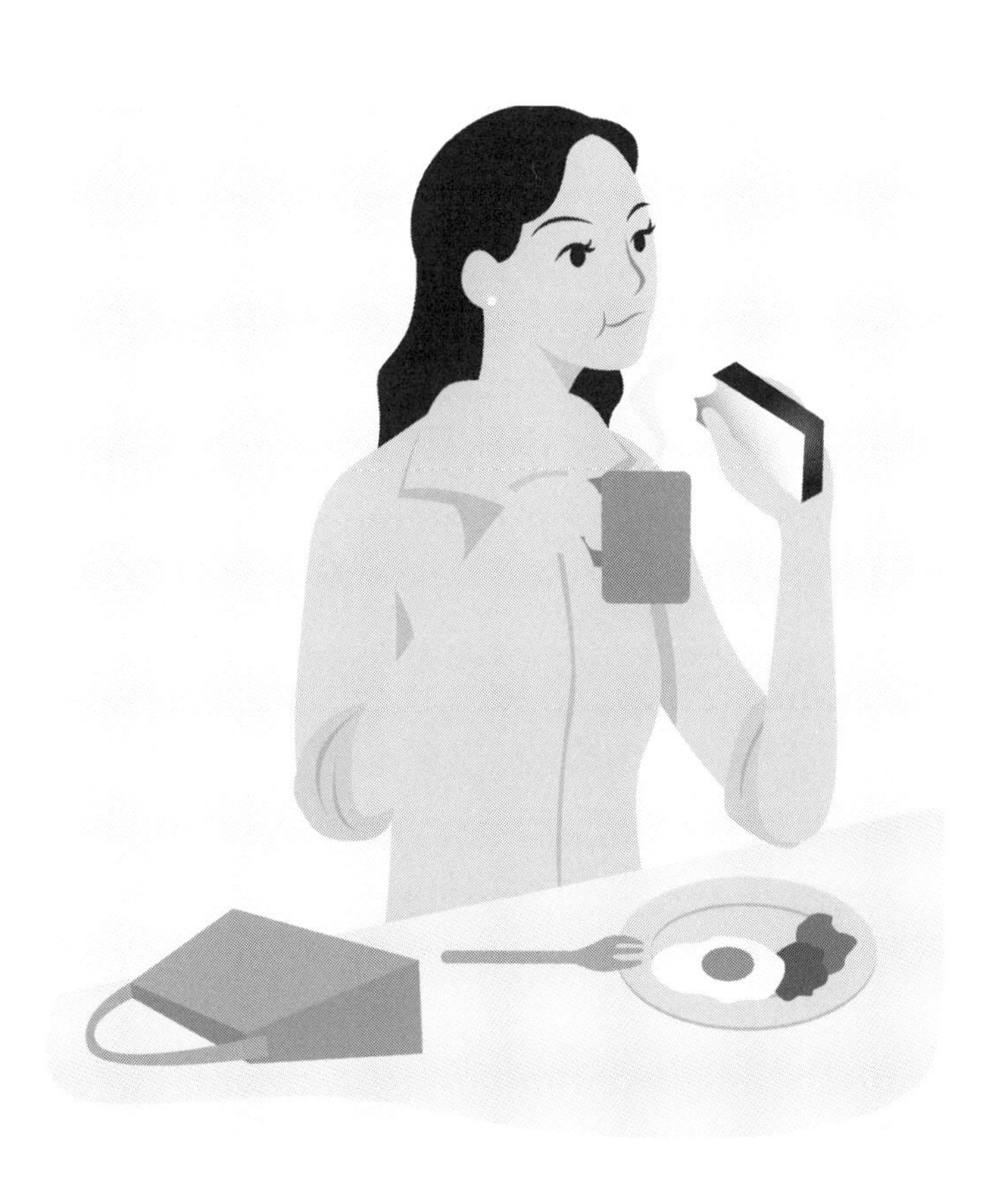

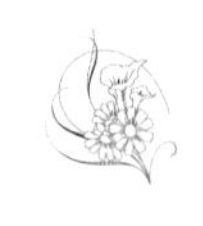

ているようでは、更年期後に「私は病気をします！」と宣言しているようなものです。
昔から言われていることですが、

「腹八分に医者要らず」


この言葉を、更年期に悩み、苦しんでいる女性には噛みしめて欲しいと思います。

何度も言いますが、食事で最も大事なことは正しい食欲を身につけることです。そのためには、お腹が空いたら食べる。しかし、肥満で、お腹の硬い人にとって空腹は苦痛以外の何ものでもない。お腹が柔らかくなって初めて空腹に心地よさを覚える。食べすぎが苦痛であることが分かります。

更年期メディカル変身コースでお腹が柔らかくなってくると、この事を実感できます。

空腹の快感、これこそが食の原点です。

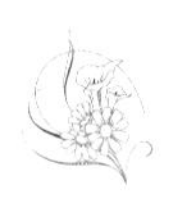

◎水の飲み方

世間では、水をたくさん飲みなさい。一日に最低でも2リットル以上飲みなさい。水をたくさん飲めば飲むほど尿から体内毒素の排泄が促進されるから体に良い、と思っている人がたくさんいます。

みかどクリニックでは、水の飲み方を食事同様に重要な位置づけをしています。飲む量ではなくまず飲み方を指導します。よく見かける間違いが、食事中に水を飲むことです。

食事中に、コップの水を1杯も2杯もゴクゴクと飲んでいませんか？

そんな貴女に尋ねます。

口内炎や口角炎がよくできませんか？

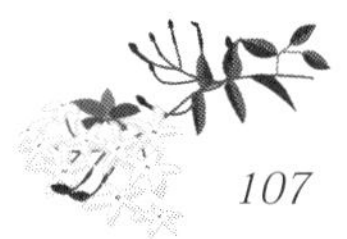

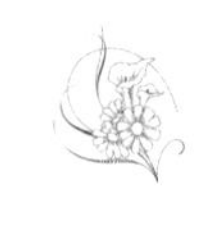

疲れやすくないですか?

疲れがたまりませんか?

「なぜ、分かるんですか?」

皆、一様に怪訝そうな表情で答えます。

胃の中に食べ物が入っている時に、口から水が入ると胃液が薄まります。胃液が薄まると、消化が悪くなって体がたいへんだるくなり、口角炎や口内炎が非常にできやすくなるのです。

水を飲む時間帯は大事です。食事を挟んで、水は食前の30分は飲まないこと。食後の1時間ほどは飲まないこと。

胃の中に食べ物が入っていない空腹の時には水はだいたい30分で胃を通過します。だから、食事前の10分ごろに水を飲むと胃の中には水がまだあります。そこに食べ物

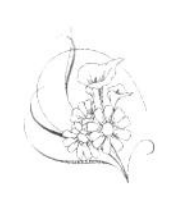

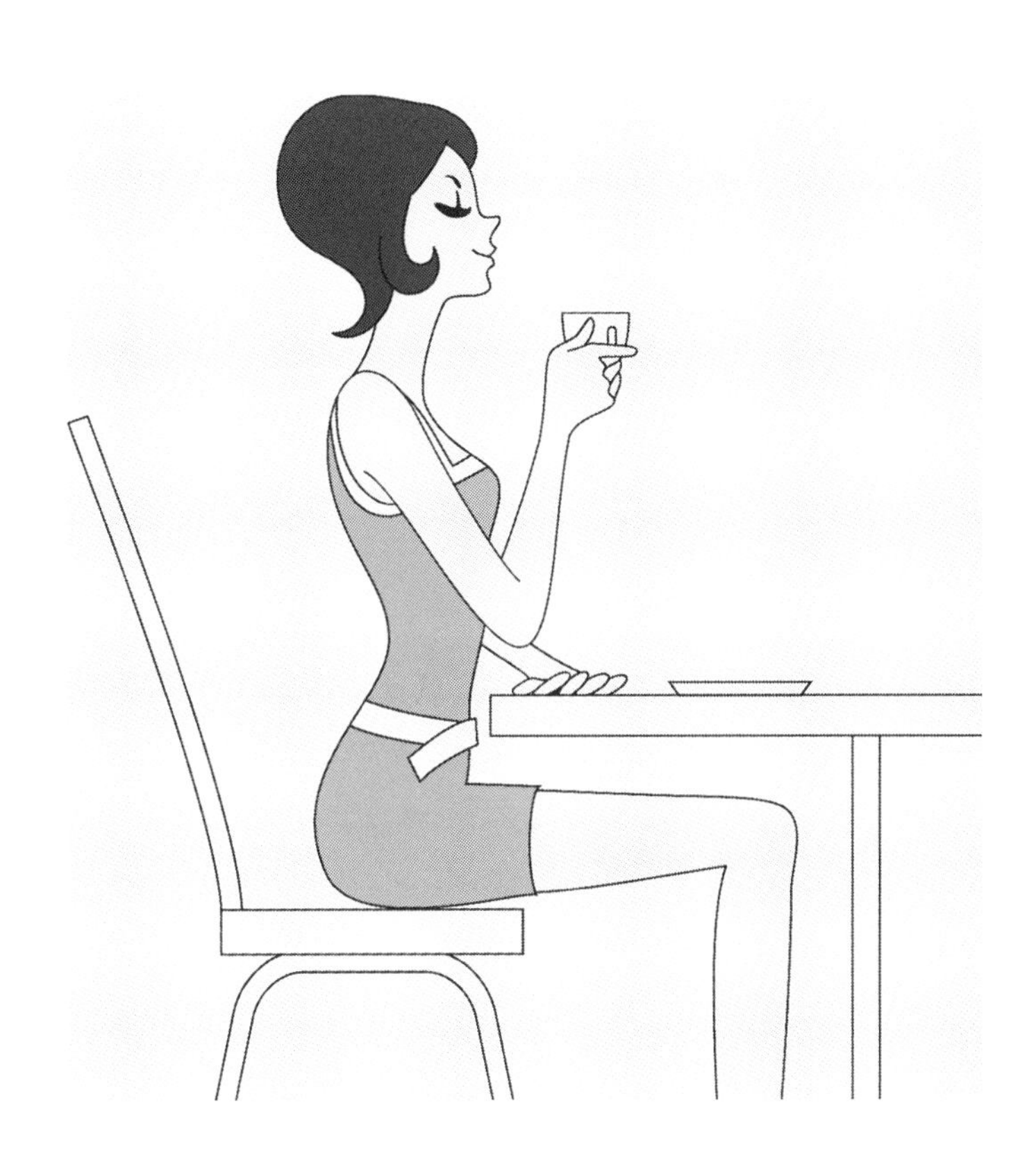

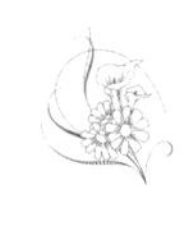

が口から入ってくると、この胃の中の水によって胃液が薄められてしまうのです。

胃は元気の源です。

東洋医学では、「胃の気」を陽気の根元としてたいへん大事にしています。元気とは、胃が元気であるということでもあるのです。

元気な人は皆胃が丈夫です。

水の飲み方は季節によっても違います。一年中、同じ量の水を飲むのではなく、積極的に水を飲まなければいけない季節があります。

積極的に水を飲む時期は秋口と冬です。

一方、夏は通常の生活をしている人なら必要以上に水を飲む必要はありません。むしろ冷たい水分は控えた方がよい。冷たい水分の摂りすぎは夏バテの原因となります。

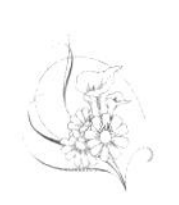

当然、太陽の下で汗水流して力仕事やスポーツをする人は水分補給に十分に気を付けねばならないことは言うまでもないことです。

と同時に、塩分補給に気をつけないと夏バテをしてしまいます。大量の汗をかくということは大量の塩分が排出されているのと同じ事なのだから。私はよくスイカに天然塩をふりかけて食べることをすすめています。

最近では、熱中症が社会的に大きな問題になっていますが、熱中症に罹りやすい人の多くは汗がでにくい身体という背景があります。この問題を抜きにして、ただ水を飲みなさい、水分摂取を心掛けましょうだけでは問題解決にはならないと考えます。

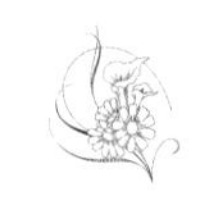

◎玄牝治療

女性が本来もつと言われる神秘なエネルギー「玄牝（げんぴん）」、この究極の パワーを引き出すことができる治療がみかどクリニック独自の玄牝治療です。

玄牝については、古く中国の老子道教の中に次のように記されています。

『谷神は死せず。是を玄牝と謂う。玄牝の門、是を天地の根と謂う。
綿々として存ずるが如く、之を用うれば勤せず。』

玄牝治療は、体内毒素の排泄に特化した治療法です。

何十年という長きにわたって体内の奥底にこびり付いた毒素、通常の治療では排泄されない毒素を体外へ排泄します。特に、女性の膣から排泄させる女性に特化した女性のための起死回生の最後の妙法とも言えます。

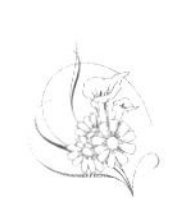

玄牝治療はいつでもできる治療ではありません。
月に1度の特別な日にしかできない治療です。その日とは、母親の胎内から生まれ出た日の月齢です。つまり、母親の胎内という「幽」と「現世」がつながった特別な日、「幽」と「顕」の間にある扉を開く治療でもあります。

玄牝治療は、更年期障害はもちろんの事、がん、関節リウマチ、不妊症、不感症、パーキンソン病、アルツハイマー病その他すべての難病に勧めています。
ただし、治療対象は女性のみです。

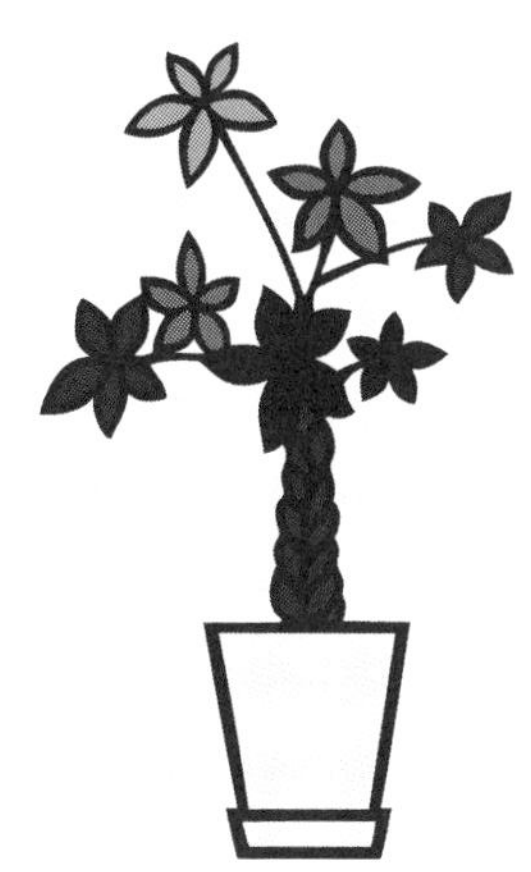

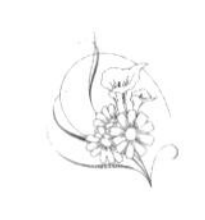

◎玄牝治療の症例

28歳の女性（子宮頸部異形成）

5年前、某大学病院で子宮頸部異形成を指摘される。細胞診はｃｌａｓｓ分類ではⅢａ。がん化の恐れがあるため、子宮頸部円錐切除術を担当医から勧められる。両親も強く手術を希望。しかし、本人が強く拒否。

平成26年12月から玄牝治療を3回行う。

1回目の治療後、膣から大量の帯下が排出。よく眠れ、大量の便も排泄。下腹部から鼠径部にかけてのアトピー性皮膚炎による強い痒みと赤くただれた湿疹も同時に消失。

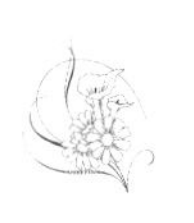

平成27年3月、2回目。
治療後、大量の寝汗をかく。前回同様に大量の便も排泄、帯下は初回ほどではなかった。
ちなみに、発汗は、大小便で排泄できない体内毒素を体外へ排泄する最後の砦です。最近特に、経皮毒、薬、食品添加物などの脂溶性の有害物質が大量に体内へ摂り込まれるので、この発汗機能はたいへん重要です。

平成27年5月、3回目。
初回同様に、大量の帯下が排出、大量の排便。
平成27年7月に、某大学病院で再び細胞診を行う。
異形成が消失して、正常になっていることから、驚きを隠せない担当医より、
「こんな事はあり得ない。

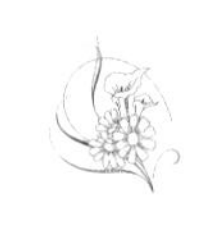

何かの間違いかも知れないから3か月後にもう一度、細胞診を行いましょう」

50歳後半の女性（肺がん）

平成20年に、初期の肺がん（腺がん）と診断。放射線治療のみで、抗がん剤や手術は行っていない。

疲れやすく、便秘などの主訴で、平成24年4月に当院を受診。

治療は漢方薬と鍼治療で、特に食事指導は行っていない。初診から1年過ぎた頃からは、漢方薬と月に1回の玄牝治療のみ行う。

玄牝治療の回数は、平成25年5月から平成26年10月までに13回。

今現在、疲れやすさはまったく消失、肌艶も良く、元気溌剌に仕事に精を出している。玄牝治療は毎月ではないが、思い出したかのように数か月に1回のペースで行っている。

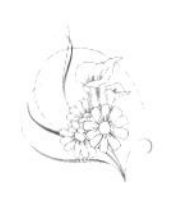

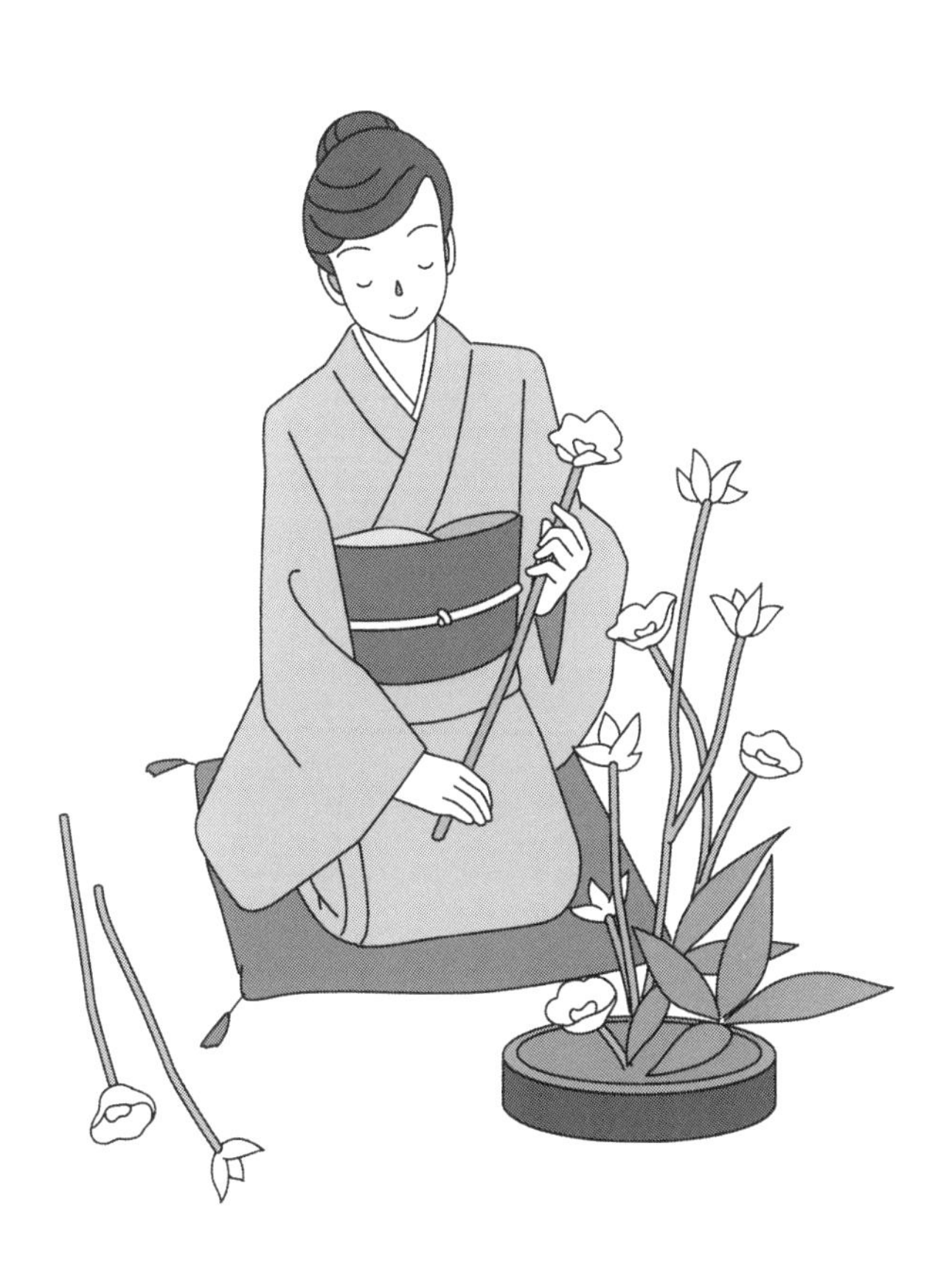

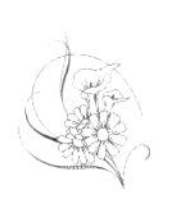

おわりに

ここ最近の遺伝子治療、万能細胞といった最先端医療の進歩のスピードは凄いの一言です。

しかし、手放しでは喜べない。何故なら、日々の生活を営む**生身の人間の学問**が一向に進歩していないからです。

私たちは知らねばなりません。

頭の世界がいかに先行しようとも、それは私たちにとって必ずしも幸せにつながっていかないということを。むしろ禍になる可能性の方が大きいということを。今現在の世界情勢を見れば明らかなことです。

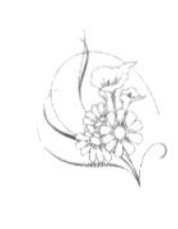

私たちは、文化や伝統、伝承に根付いたものに今一度目を向ける必要があります。
何故なら、これらは**時間の壁**を破っているからです。
時間の壁を破ったということは、まず間違ってはいないということです。生命そのものが共鳴し、認知したということです。伝統医療、お産の文化、民間療法などを非科学的と拒絶するのではなく、これらの中に含まれている真実にもう少し私たちは目を向けるべきだと考えます。

治療とは、生命の根幹が健やかであることを患者に気付かせることにある、と私は最近つとに感じるようになりました。

最初の頃は、ただ病気を治そうとやっきになっていましたが・・・。

治そうと力んでいる時は治せない。だんだん治せるようになってくると次第に力みはとれてはくるが、それでも自分が納得する領域にはほど遠く及ばない。ただただ、日々の治療を真摯に行うのみ。

そしてつい最近になって、こんな心境になってきました。医者になって40年・・・。

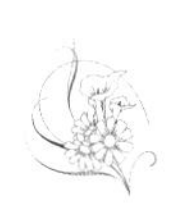

医者の心境がそのまま目の前の患者に反映される。どのように観るかがどうも治療の全てであるようです。

病気は治って当たり前、生命の根幹は健やかであるということを、当たり前として、日常の箸や茶碗の上げ下げのように当たり前として実感できるかどうか。少しでも不安や不信を抱いてしまうと、その心境がそのまま目の前の患者に投影されてしまう。それでは治るものではない。

しかし、しかし、治せる技術なくしてそう簡単に生命の根幹は健やかであるとは実感できない。病気は治って当たり前とは思えるものではない。このへんが治療の難しいところです。

医者は科学的な見方が出来なくてはいけない。当然なことです。しかし、患者を診る時にはこの視点だけでは不十分なのです。

患者の言葉の裏にある心情を読み取らねばいけない。言葉を鵜呑みにするようでは

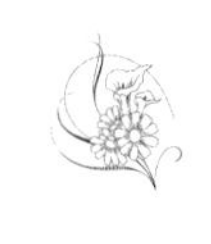

医者としては未熟です。宗教者、哲学者それに芸術家の眼も同時に必要となってきます。

美しさを観る眼は、酷を体験することによって磨かれます。喜びを知ることは、悲しみや苦しみを知ることなのです。

優れた芸術家とは、人間のもつ酷や醜さを知っている人の事だと思います。酷や醜さを知っているが故、美しさが際立ち、表現できるのです。宗教者が説く慈悲もまた同じ事です。読んで字の如く、悲しみが慈しみに変換するのです。

科学者としての眼、それに宗教者や芸術家の眼をもって初めて医者は患者の心の奥底に仕舞い込んでしまっている言うに言われない心の琴線に触れることができるのです。

学問だけでは医者は務らないと思います。

しかるに、今の医学教育は受験勉強の延長にあります。これではいつまで経っても人間味ある医者は育ちません。患者のお腹を触ることなく検査データだけで診察し、

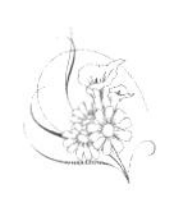

目の前の患者を見ないでパソコンの画面ばかり見る医者が急増してきたのはこのような背景があるからではないでしょうか。

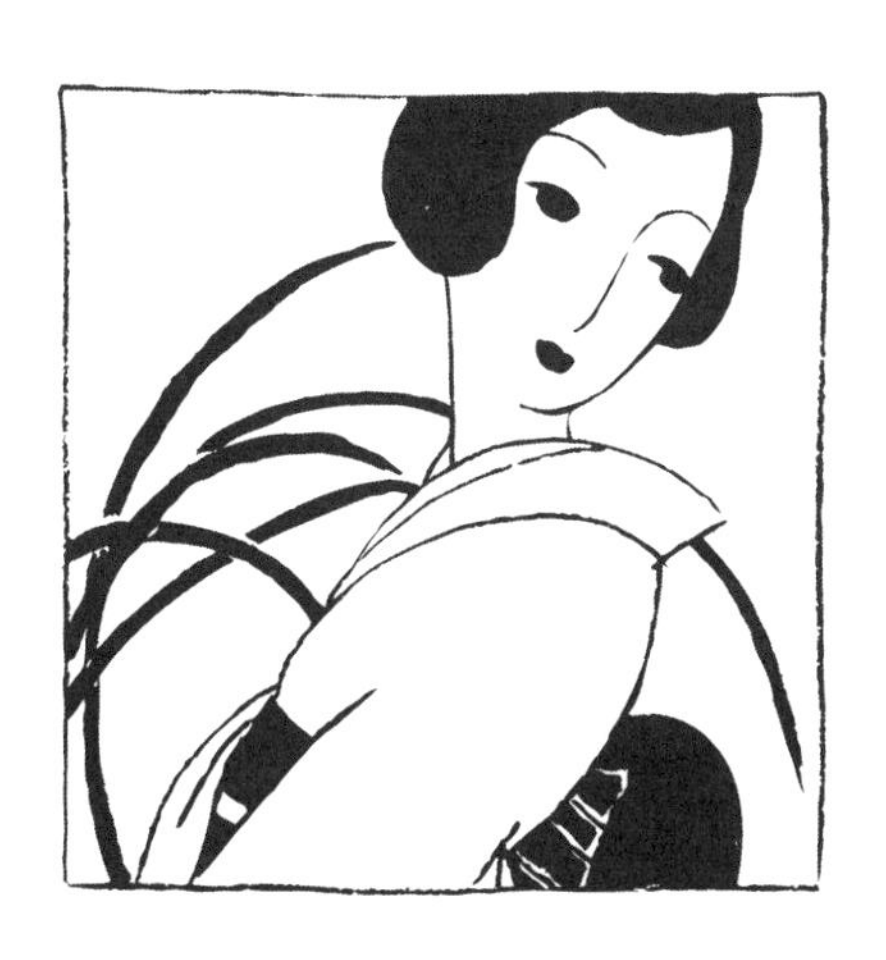

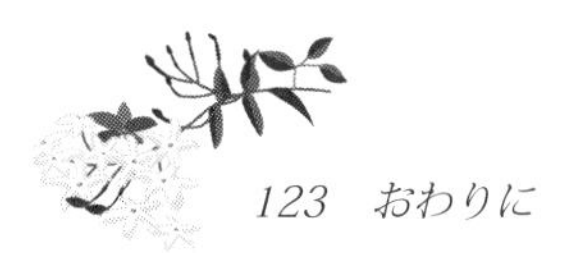

参考文献

『女である時期』野口晴哉（全生）
『体運動の構造Ⅰ、Ⅱ』野口晴哉（全生）
『生物と無生物のあいだ』福岡伸一（講談社現代新書）
『動的平衡2』福岡伸一（木楽舎）
『気の身体論』三角大慈（現代書林）
『世界は分けてもわからない』福岡伸一（講談社現代新書）
『整体健康法』二宮進（ＰＨＰ研究所）
『逝きし世の面影』渡辺京二（平凡社）
『鍼灸医学を素問する』三角大慈（医学舎）

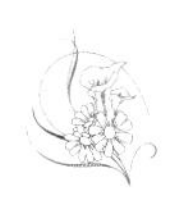

著者紹介

三角大慈　山口大学医学部卒。学生時代より生命不在の現代医学に矛盾を感じ、真の医療の樹立を目指す。１９８１年に「天然医学」主宰。30年の歳月をかけて音による癒しＮＡＭ治療を確立、２００７年に心音装置［ｍａｍａ　ｈｅａｒｔｏｎｅ９３２］を開発。現在、福岡にて「みかどクリニック」を開設。著書に『気の論理学』（ビジネス社）、『心音治療って何？』（熊本出版会館）、『気の身体論』（現代書林）、『ACUPUNCTURE ENHANCED』（イギリスのミネルバ社より発行）、『鍼灸医学を素問する』（医学舎）、『赤ちゃんを気持ちよく、幸せにする心音治良』（知玄舎）、その他多数。

美しくなれば病気は消えるって本当ですか？
――女性のための審美医療

2017年1月1日　初版第1刷発行

著　者　三角 大慈

発行者　小堀 英一
発行所　知 玄 舎
さいたま市北区奈良町98-7（〒331-0822）
TEL 048-662-5469　FAX 048-662-5459
http://chigensya.jp/

発売所　星 雲 社
東京都文京区水道1-3-30（〒112-0005）
TEL 03-3868-3275　FAX 03-3868-6588

印刷・製本所　中央精版印刷

ISBN978-4-434-22872-8

三角大慈の本

赤ちゃんを気持ちよく、幸せにする心音治良

——胎内革命・母と子の架け橋「心音治良」

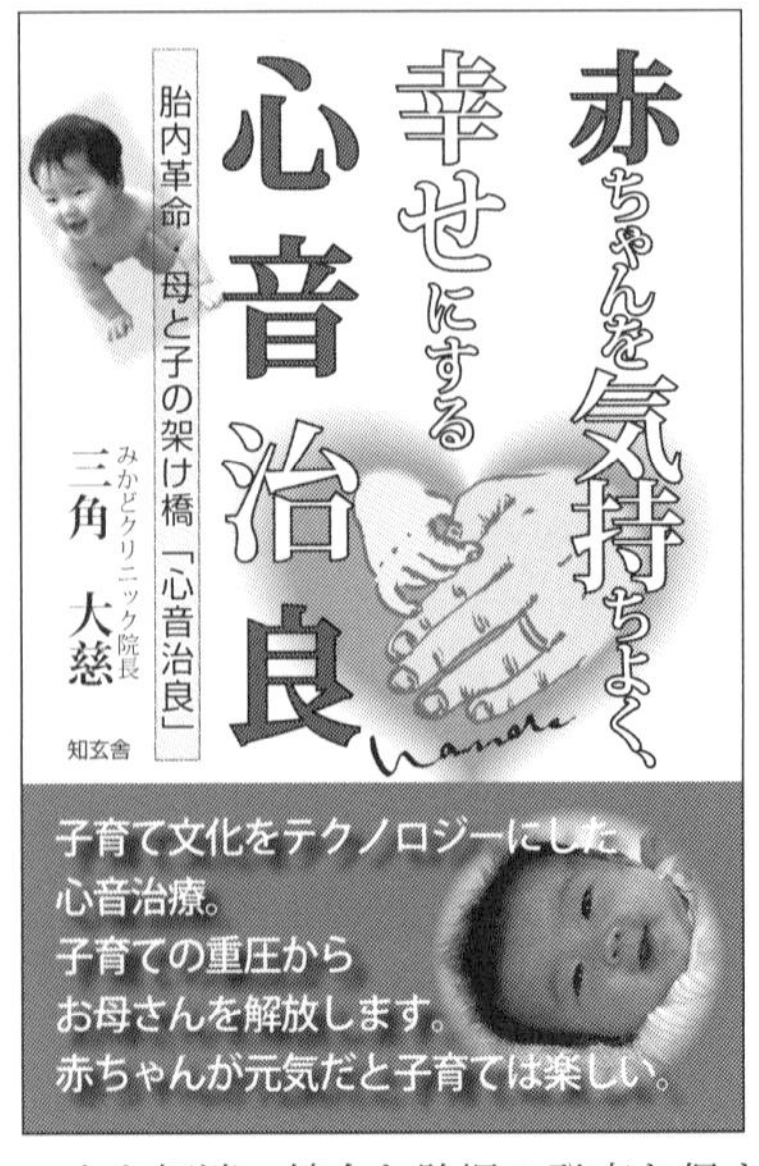

子育ては生まれてからでは遅い。育児の急所は、胎児の時期にあります。母親が安心して明るく楽しく幸せな出産を迎えることができるとともに、すくすくと伸びやかな赤ちゃんを健康に育むにはどうすればいいか？　医師である著者が取り組んで開発したのが、妊娠中の母親の心音をエナジーとして使った「心音治良」と名付けられた子育て法。母親を精神的に安定させる効果が高く、母親の不安やストレスによって胎児の発育にダメージとなるリスクを解消。健全な胎児の発育を促すとともに赤ちゃんの健康ではつらつとした成長を期待できるメリットがあります。本書では、心音治良の発見と秘められた効用、胎内を覗いてみる——受胎から出産の神秘、母の愛を深める育児の知恵、受胎した母親の心音エナジー「胎内革命」、選ばれし母がわが子に報いる至宝の贈り物「心音バンク」などを解説。

四六判　176 頁　2012 年 11 月初版
定価：本体 1,200 円＋税
発行：知玄舎／発売：星雲社
絶賛発売中！　全国書店取扱い